KB023728

1

건선의
정의 및 분류

1

건선의 정의

건선은 붉은 반점(赤斑), 피부가 염증으로 솟아올라 울퉁불퉁한 구진(丘疹), 그리고 하얀 비늘(인설)과 딱지가 피부에 생기는 병이다. 붉은 반점, 구진, 하얀 비늘과 딱지의 3가지 증상은 모든 건선 환자에게 기본적으로 발생한다.

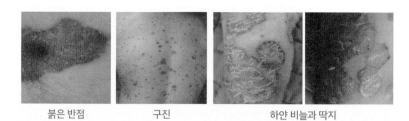

붉은 반점　　　구진　　　　　하얀 비늘과 딱지

건선의 3대 증상

이외에도 건선은 증상과 특징이 매우 다양하다.

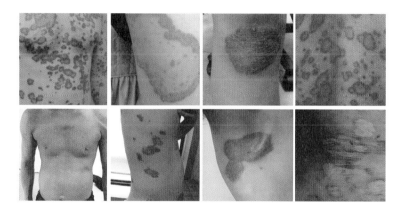

---

* 건선(乾癬)은 서양의학 용어이며, 한의학(중의학 포함)에서는 피부가 소나무 껍질처럼 거칠다는 뜻으로 송피선(松皮癬), 소의 피부 같다고 하여 우피선(牛皮癬), 하얀 비듬이 많은 증상이라고 하여 백비(白疕), 뱀의 피부 같다고 하여 사슬(蛇蝨) 등 다양하게 기록되어 왔다. 현재 중의학(중국 한의학)에서는 하얀 비듬이 많은 특징을 표현하여 은설병(銀屑病), 영어로는 psoriasis라고 한다.

2

건선의 분류

건선은 심상성 건선, 非심상성 건선, 기타로 분류하지만 심상성 건선이 대부분을 차지한다. 이 중 심상성 건선은 발생 형태, 발생한 곳, 경과(급성, 아급성, 만성), 특이성 등으로 세분할 수 있다.

1) 심상성 건선

심상성 건선은 전체 건선의 95%를 차지한다. 따라서 일반적으로 건선이라고 하면 심상성 건선을 말한다. 심상성 건선은 형태, 발생 부위, 경과, 특이 건선으로 다양하게 분류한다.

(1) 형태별 분류

건선은 발생 형태에 따라 물방울, 판상, 환상, 지도 모양, 전신형 건선이 있다.

● 물방울 건선

   직경 0.5~1.5cm 정도의 작은 구진들로 이루어진 물방울 형태의 건선이 몸통과 사지에 많다. 초기 심상성 건선에서 많이 볼 수 있고 소아, 청소년에서 흔하다. 건선 환자의 2% 미만으로 발생하고 β-용혈 사슬알균에 의한 편도선염, 인두염, 상기도 감염 후에 나타난다.

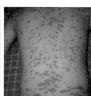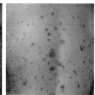

● 판상 건선

   심상성 건선 중 가장 흔하며 건선 환자 중 80~90%가 이에 속한다. 크기가 불규칙한 붉은색 또는 암홍색 반점이 있고 경계가 분명하다. 주변에 염증성 홍조가 나타나고 건조한 운모형 비늘이 표면을 덮고 있다. 비늘을 긁어내면 붉고 반질반질한 반투명막이 나타나고 막을 걷어내면 작은 출혈점이 보인다. 여러 겹의 은백색 비늘, 반질반질한 얇은 막, 점모양 출혈이 보인다.

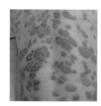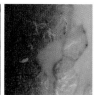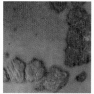

● 환상 건선

   화폐 모양, 동전 모양 건선이라고도 하는데 건선의 모양이 바퀴처럼 둥굴거나 타원형을 이루고 모양이 넓다. 또한 보통 경계 주변이 융기되어 있으며 중앙은 낮고 평평하다.

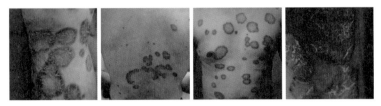

● 지도 모양 건선

반괴상 건선이라고도 하며, 발생 후 수년이 지나면서 계속 확대되고 서로 합쳐지며 융합되어 지도 모양의 불규칙한 큰 덩어리 형태가 형성된다. 어떤 건선은 건선 내부의 증세가 가볍고 경계 주위가 오히려 심한 경우도 있으며, 심해지면 붉은 반점이 융기되어 있고, 또한 건선 경계선이 불규칙하면서 중앙의 높이가 고르지 않다. 이외에도 그 위에 덮인 비늘이나 딱지의 두께가 고르지 않아서 전체적으로 볼 때 건선이 마치 지도와 같다.

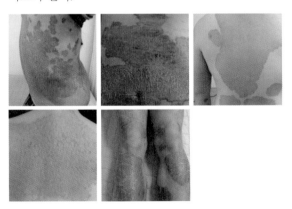

● 전신형 건선

　범발형 건선이라고도 하며, 건선의 증상이 전신에 걸쳐 넓고 크게 발생하는 것이 특징이다. 대부분의 건선은 전신에 발생한다. 건선의 원래 증상이 변하기도 하는데 초기 건선인 물방울 건선, 판상 건선, 환상 건선이 지도 모양 건선이나 굴 껍질 건선 또는 특히 非심상성 건선인 홍피 건선, 농포 건선으로 변한다.

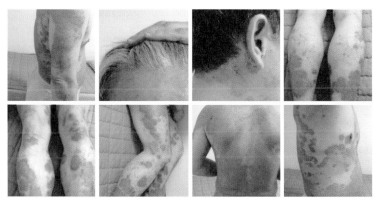

전신에 걸쳐 발생한 한사람의 건선 환자

(2) 발생 부위별 분류

대부분의 건선은 전신이나 여러 곳에 동시에 발생하지만 일부 환자는 신체의 특정한 부위에 발생한다. 특히 얼굴, 두피, 간찰부, 손발톱, 점막, 항문 건선을 말한다.

● 얼굴 건선

　볼, 이마, 눈가, 입술 주변의 얼굴에 발생하는 건선이다.

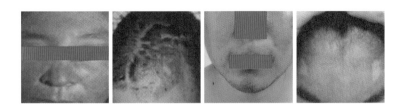

● 두피 건선

두피(머릿속)에 발생하는 건선이다.

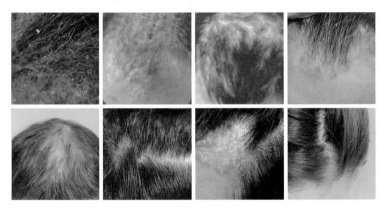

● 간찰부 건선

스침부 건선이라고도 하며, 겨드랑이, 가슴 아래, 사타구니, 엉덩이 사이, 외음부와 대퇴부 안쪽, 오금, 배꼽 등의 주름 또는 스침 부위에 발생한 건선이다.

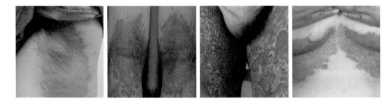

● 손발톱 건선

　손발톱에 발생하는 건선으로 표면이 움푹 패이는 현상과 변색, 각화증, 박리증을 볼 수 있다. 간혹 갈라져 피가 나기도 한다. 손발톱 바탕질이 울퉁불퉁해지고 손발톱이 떨어지며 각화 현상이 나타난다. 모든 종류의 건선에서 발생 가능하지만 환자의 30~50%에서 동반된다. 특히 건선 관절염 환자의 90%는 손발톱에 변화가 있다.

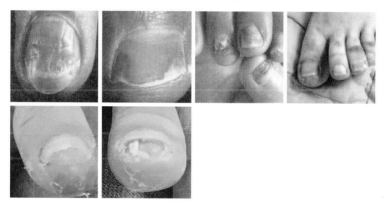

● 점막 건선

　신체의 점막에 나타나는 건선으로 비늘이 크고 두꺼워 다른 피부질환과 비교된다. 일부 환자는 피부 증상 외에도 점막 손상이 발생하는데 귀두와 음순에서 많이 나타나고 구강벽 점막, 혀 점막, 눈가에서도 볼 수 있다. 혀는 주름이 많아지거나 지도 모양을 한 혀가 특징이다.

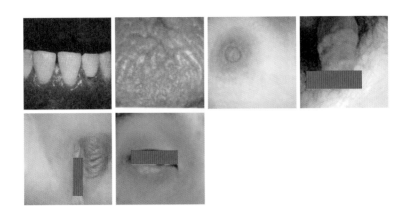

●항문 건선

항문이나 그 주위에 발생하는 건선이다.

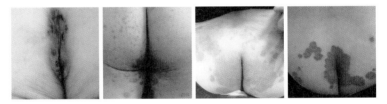

(3) 경과별 분류

건선 유병기간의 짧고 긴 것을 기준으로 급성 건선, 아급성 건선, 만성 건선
으로 구분한다.

●급성 건선

최근 2개월 동안에 새롭게 발생하거나 이미 발생한 건선이 진행성으로 확산되는 특징이 있다. 한두 곳에서 발생하여 시간이 갈수록 점차 전신으로 확산, 진행되어 신체의 상당 부분 또는 전신으로 퍼진다. 물방울, 판상, 환상 건선이 대부분이다. 대부분 심상성 건선이지만 일부 환자는 농포 건선, 홍피 건선으로 발생한다. 유전성이 있거나 바이러스 침입으로 인한 열감기, 약물 오용이나 잘못된 치료 후에 발생한다.

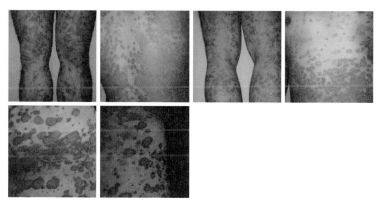

● 아급성 건선

급성과 만성의 중간으로 건선이 발생하여 2개월 이상 되고 1년 전후 동안 낫지 않으면서 발생, 유지, 호전을 반복하는 불안정한 건선이다. 건선 증상이 몸의 건강 상태, 스트레스 정도, 계절이나 환절기 영향을 크게 받는다. 또한 건선 치료 약물이나 사용 방법, 건선 이외의 치료 목적으로 사용한 약물과 큰 관련이 있다. 특히 바이러스 감염으로 인한 질병, 독감, 독감을 치료하기 위한 해열소염진통제 복용은 건선이 발생하거나 악화될 수 있다. 일부는 새로 발생하거나, 일부는 전과 동일하며, 일부는 호전되는 증상이 동시에 나타난다. 대부분 심상성 건선, 전신형 건선이고 일부 환자는 국소형 건선이다. 건선이 진행기에서 안정기, 안정기에서 호전기로 변화되는 단계나 농포 건선에서 홍피 건선, 홍피 건선에서 농포 건선으로 변화할 때 주로 나타나며, 환자는 붉은 반점, 구진, 지속적인 고열, 생화학 검사에서 이상반응이 있다.

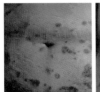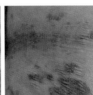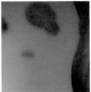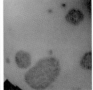

● 만성 건선

건선이 발생 후 낫지 않고 수년 이상 지속되며 대체로 안정(정지) 또는 만성 상태를 유지한다. 그러나 과도한 스트레스, 건선 이외의 질병 발생, 열감기, 독감의 특정한 상황이 있은 후 새롭게 발생하거나 기존 부위가 악화되기도 한다. 건선 발생 후 이런저런 치료 후 낫지 않아 상당 기간 치료를 중단했거나 평소 운동, 음식, 섭생을 철저히 관리하는 환자, 신체 허약자, 노인에서 주로 나타난다.

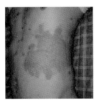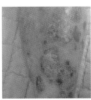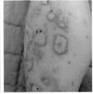

(4) 특이 건선

특이 건선은 유아 건선, 노인 건선, 여성 건선, 임산부 건선, 불안정성 건선, 포진성 건선, 중금속 독성 건선, 어혈성 건선을 말한다.

● 유아 건선

　유아에서 나타나고 연쇄상구균 감염, 유전적 요소와 밀접한 관련이 있다. 대다수의 환자들이 발병 전에 편도선염이나 호흡기 감염력이 있고, 절반 이상이 만성 편도선 비대 증상이 있으며, 70% 가량은 명확한 가족력이 있다. 심상성 건선과 물방울 건선이 주를 이루고 건선 관절염 및 손발톱 건선은 비교적 적게 나타난다. 피부 증상은 겨울철에 심해지고 여름철에 좋아진다. 대개 처음 발진이 생길 때 감기와 열이 동반되었다가 사라진다.

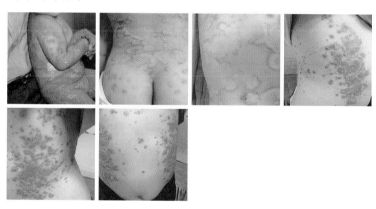

● 노인 건선

　65세 이상의 노년기에 발생한 건선으로 세 가지 특성이 있다. 첫 번째는 청소년기부터 건선을 앓았으나 정도가 심하지 않아 노년기까지 지속된 경우, 두 번째는 건선 병력이 없었으나 50세 전후에 내분비계 이상이나 정신적 자극 혹은 감염으로 건선이 나타난 경우, 세 번째는 물방울 건선에서 갑자기 큰 판상 건선으로 발전했거나, 나았다가 최근 다시 발생하거나 이전에 발생했던 부위에 침윤성 반점이 생기고 지속적으로 발전하는 경우이다.

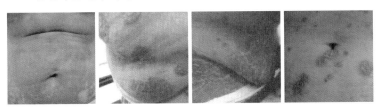

● 여성 건선

초경 이후인 청소년기부터 폐경기인 50세까지의 여성의 건선을 말한다. 건선의 상태(발생, 호전, 악화)가 월경주기와 관련이 있는데 월경 전에 심해진다.

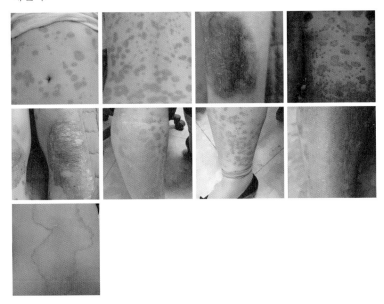

● 임산부 건선

임신 전, 중 및 산후의 건선으로 건선의 발생, 악화, 소실이 임신, 출산과 밀접한 관련이 있다. 임신, 출산 초기에는 눈에 띠게 줄어들거나 사라지며 산후 일정한 시간이 지나면 다시 발생한다.

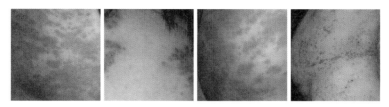

● 불안정성 건선

증상이나 특징의 변화가 심한 건선이다. 예를 들어 심상성 건선이 다른 심상성 건선으로 변화하거나 심상성 건선에서 비심상성 건선으로 서로 변화하는 것을 말한다. 이러한 변화는 병이 새로 발병하거나 발전한 것이 아니라 감염, 월경주기 변화, 정신적 불안정, 약의 그릇된 사용으로 생긴다. 특히 스테로이드계 약물을 외용 혹은 복용한 후 급격히 양을 줄이거나 갑자기 중단할 경우에 농포 건선, 홍피 건선을 유발할 수 있다.

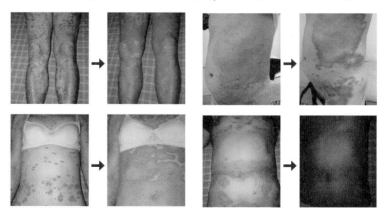

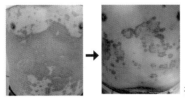
같은 건선 환자의 이전과 현재의 건선 증상 변화

● 포진성 건선

초기에 홍반이 나타나고 얼마 후 표면에 바늘구멍 또는 녹두만 한 농포가 생긴다. 농포 주변에는 각질이 많이 일어나고 농포와 농포 사이에 경계가 분명한 것이 특징이다. 며칠 후 농포가 말라 암갈색 딱지가 생기고 주변에는 새로운 피부 손상이 일어난다. 피부 증상이 가라앉은 후 색소가 침착되어 점이 생긴다. 건선 부위에는 가려움증 외에도 화끈거림과 통증이 있을 수 있다.

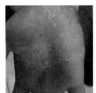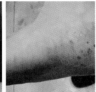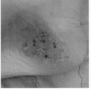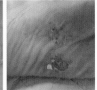

● 중금속 독성 건선

중금속 중독으로 생기는 건선이다. 손발톱이나 모발이 검어지며 입에서 금속 맛이 나거나 구강 점막에 궤양이 생기고 심할 경우 소화기 궤양, 출혈이 나타난다. 소변에서 단백질이 검출되고 소변량이 늘거나 줄며 붓기도 한다. 또한 초조, 불안, 수면장애, 손발 저림 같은 신경계통 증상과 백혈구 감소 증상이 나타난다.

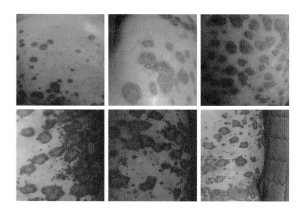

● 어혈성 건선

혈액이 혈관 밖으로 출혈되거나 건선 증상이 어혈(瘀血)과 같은 건선을 말한다. 부딪쳐서 상처를 입거나, 외부 압박, 건선 치료를 위해 장기간 스테로이드를 사용한 환자들에서 발생한다.

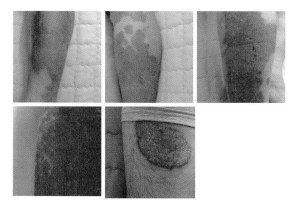

2) 非심상성 건선

심상성 건선 이외의 농포 건선, 홍피 건선, 건선 관절염을 말한다. 건선 증상이 심상성 건선과 크게 다르고 대부분 건선 발생 이후 건선 치료를 위해 사용한 약물, 치료 방법에 의해 2차적으로 발생하는 특징이 있다.

(1) 농포 건선

농포 건선은 국한형과 전신형이 있다. 국한형은 피부의 일부분인 손발바닥에 한정되어 발생하며, 전신형은 전신 피부에 넓게 발생하는 건선을 말한다.

● 국한형

장척 농포형 건선이라고도 하며 손과 발바닥에만 한정되어 발생하고 건선 부위에 하얀 농포(고름)가 차 있다.

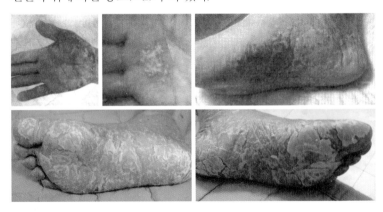

● 전신형

피부의 여러 곳이나 전신에 발생하고 건선 부위에 하얀 농포(고름)가 차 있다.

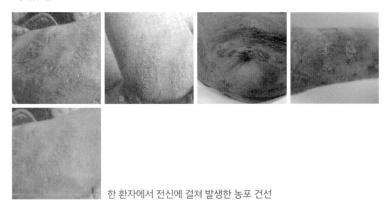

한 환자에서 전신에 걸쳐 발생한 농포 건선

(2) 홍피 건선

피부가 대부분 붉은색으로 변하고 전신 또는 넓은 부위에 퍼져 발생한다.

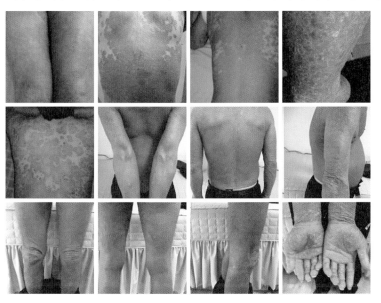

(3) 건선 관절염

현재 건선이 있거나 건선 병력이 있는 환자에서 염증성 관절병증이 동반된다. 대부분 말단소관절 위주로 발생하는데 병변이 대칭적 다관절염, 비대칭적 관절염, 말단지절 관절염, 단절 관절염의 특징이 있다. 특히 HCA-B27 유전자와 관련이 있다.

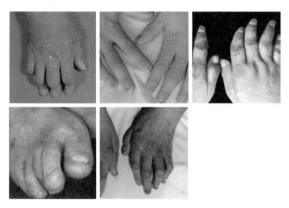

(4) 非심상성 혼합형 건선

두 가지 이상의 비심상성 건선이 동시에 발생하는 건선을 말한다. 특히 홍피 건선과 농포 건선이 동시에 나타나는 경우가 많다.

  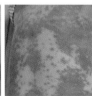 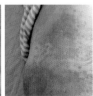

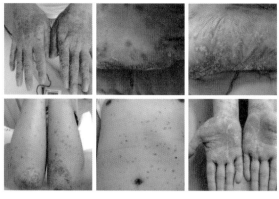
한 환자에서 홍피 건선과
농포 건선이 동시에 발생한 예

3) 기타

심상성 건선, 비심상성 건선에 포함되지 않는 건선으로 지루 건선, 습진 건선, 감
광 건선, 기저귀 건선, 모낭 건선, 굴 껍질 건선, 사마귀 건선, 부건선을 말한다.

(1) 지루 건선

주황색을 띠고 경계가 불분명하며 위에 기름진 비늘이 덮여 있고, 피지가 많
이 나오는 이마나 두피, 머리 경계선 부위에서 많이 발생한다. 지루 건선은 심
상성 건선과 함께 나타날 수도 있고 전형적인 건선으로 발전하기도 한다. 지
루피부염과 매우 유사하다.

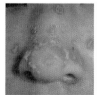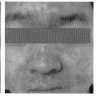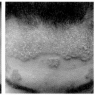

(2) 습진 건선

습진과 건선 사이의 질환으로 동전 모양의 습진이나 손에 만성 피부염이 나타나고 수 년 후 건선으로 발전한다. 또는 건선 환자에서 습진이 나타나기도 한다.

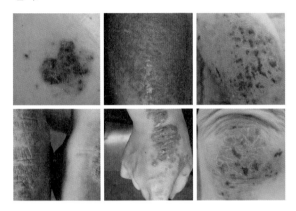

(3) 감광 건선

햇볕에 그을린 후 건선이 생기거나 악화되는 것을 감광 건선이라 한다. 건선 환자의 5.5~20.0%가 이에 해당한다. 감광 건선은 발생 즉시 알레르기 반응을 보이지만 대부분의 환자들은 건선이 생긴 후 몇 년 뒤에 이러한 증상이 나타나며, 초봄에 발병하고 여름에 가장 심하며 겨울에는 개선되거나 사라진다. 주로 얼굴, 손가락, 팔 앞쪽, 종아리 등의 노출 부위에서 발생하고 옷으로 가려지는 부위에서는 적다.

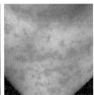

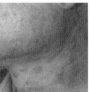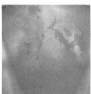

(4) 기저귀 건선

소변 중 요소가 분해될 때 생성되는 암모니아류가 알레르기 반응을 일으켜 생긴다. 12~55%의 환자가 건선 가족력이 있다. 아기의 엉덩이와 복부에서 발진이 시작되고 암홍색 또는 갈색 반점이 생기며 위에 은백색의 가늘고 얇은 비늘이 있다. 주변에 건선성 구진이 나타나고 몸통과 사지 안쪽으로 퍼질 수 있다.

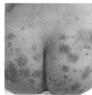

(5) 모낭 건선

주로 급성기로 모낭 건선이 발생한다. 확실한 Auspitz 징후(각질은 긁거나 집어올리면 출혈이 발생하는 증상)가 있고 발진은 주로 사지 안쪽, 가슴 및 등에서 나타난다. 모낭 입구와 주변의 과도한 각화와 불완전한 각화가 일어나고 각질층 내 Munro 미세농양, 과립층 소실, 유극층 증식, 진피 유두 모세혈관 확장으로 인한 충혈, 약간의 단핵백혈구 침윤 현상이 나타난다.

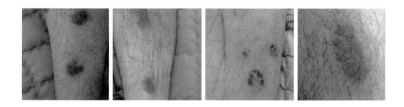

(6) 굴 껍질 건선

"여각상(蠣殼狀) 건선"이라고도 하며, 건선이 붉은색이나 자주색의 큰 반점 덩어리 형태이고 손상된 피부 위에 두꺼운 비늘이나 딱지층이 덮여 있다. 반점은 항상 융기되어 있고 비늘이나 딱지는 굴 껍질 모양을 하며 단단하게 붙어 있어 잘 떨어지지 않는다.

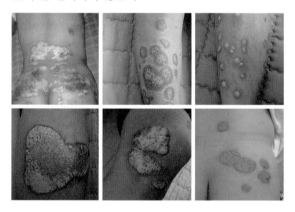

(7) 사마귀 건선

사마귀처럼 작고 볼록한 형태의 건선이 전신에 발생한다.

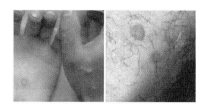

(8) 부건선

"유사건선", "유건선(類乾癬)"이라고도 하며, 전신 피부에 구진과 각질을 주로 일으키는 질환으로 만성적으로 지속된다. 건선과 매우 비슷하고 일부만 차이가 있다. 희귀성으로 드물게 발생한다.

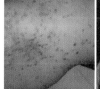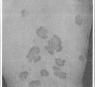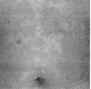

건선의 진단

1) 건선으로 인한 피부구조의 변화

피부는 표피, 진피, 피하조직 및 부속기관으로 구성되어 있다. 인체에서 최대
면적을 차지하는 기관이며 두께는 0.5~4mm이다. 이 중 표피는 기저층, 가시
층(유극층), 과립층, 투명층, 각질층으로 나뉘며, 진피는 말초신경, 혈관, 림프관,
근육으로 되어 있다. 피하조직은 피하지방조직이라고도 하는데 열의 방출을
방지하고 에너지를 비축하며 외부 충격을 막아주는 역할을 한다. 이 중에서
건선은 표피, 진피와 밀접한 관련이 있으며, 건선이 발생하면 표피층에 붉은
반점, 구진, 비늘이나 딱지가 생긴다.

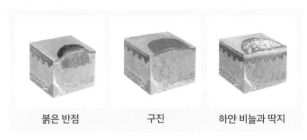

| 붉은 반점 | 구진 | 하얀 비늘과 딱지 |

건선 3대 기본 증상의 피부구조 변화

2) 기본 진단

전문가는 특히 심상성 건선을 쉽게 진단할 수 있다. 피부에 붉은 반점, 구진, 백색 비늘이나 딱지, 박막 현상(얇은 막이 덮여 있음), 점상출혈(점 모양의 출혈)이 있다. 또한 정상 피부와 건선 간의 경계가 분명하다. 가족 중 건선 환자가 있으면 더 확실하다. 특히 두피, 팔다리 바깥쪽, 몸통에 건선 증상이 있다.

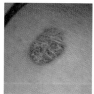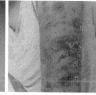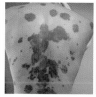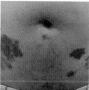

박막 현상   (점상) 출혈 반점

3) 건선 유형별 진단

심상성 건선과 비심상성 건선인 홍피 건선, 농포 건선, 건선 관절염은 진단 기준이 다르다.

(1) 심상성 건선

자주 발생하는 부위와 여러 겹의 은백색 비늘이나 딱지, 박막 현상, 점상출혈 반점을 근거로 진단할 수 있다. 전형적인 증상은 붉은 반점, 구진, 구진이 확대되어 생기는 큰 반점, 표피를 뒤덮은 은백색 비늘이다. 살짝 비늘을 긁어내면 옅은 붉은색의 매끄러운 박막이 나온다. 박막을 걷어내면 작은 출혈점을 볼 수 있다. 진행기에는 외상 부위나 주사 바늘 자국에 건선이 생길 수 있다.

특히 두피 건선은 비늘이나 딱지가 주를 이룬다. 모발을 뭉치게 하지만 심한 탈모를 일으키지는 않는다. 건선은 손발톱에서도 나타나는데 손발톱이 물방울 모양의 함몰이 생겨 '골무'처럼 보인다. 또한 광택을 잃고 변형이 일어나거나, 두꺼워진다. 건선은 피부 어디서나 발생할 수 있고 두피, 몸통, 사지 안쪽 위주로 나타난다.

(2) 농포 건선

농포 건선은 진행기에 자극적인 외용약을 사용하거나 스테로이드제를 사용했다가 갑자기 사용을 줄이거나 중단했을 때 발생한다. 또한 호흡기 감염과 관련이 있다. 대부분은 심상성 건선을 기초로 하여 여러 개의 작은 농포가 생기고 반복적으로 발생한다.

● 전신형

범발성으로 심하지 않은 경우에 농포가 일부 부위나 건선 부위에만 국한되고 홍반 위에 좁쌀만 한 희거나 노란 농포가 얕은 부위에서 생긴다. 심각한 경우에는 급성으로 전신에 농포가 밀집해서 생기고 농포가 결합하여 커질 수도 있다. 발진은 몸통과 사지에서 광범위하게 나타나고 구강 점막에도 생길 수 있는데 구상설(혀가 갈라짐)이 가장 흔하다. 고열, 관절통 증상을 동반할 수 있다. 병세 호전 후에 건선이 나타날 수 있고 발병 기간은 수개월부터 더 오래까지 지속될 수 있다. 농포는 반복해서 발생할 수 있다.

● 국한형

홍반을 기초로 하며 대부분 좁쌀만 한 농포가 생기고 쉽게 터지지 않는다. 약 1~2주 정도 자체적으로 말라서 누런 딱지나 작은 비늘을 만든다. 농포는 반복해서 생기고 피부 손상이 계속 주변으로 확대된다. 주로 손발바닥에서 발생한다. 일상적인 생활에 큰 영향을 주며 계속 반복해서 나타난다.

(3) 건선 관절염

건선 관절염은 특수한 유형에 속한다. 대개 심상성 건선이나 농포 건선과 동시에 발생하며 크고 작은 관절에서 동시에 발병할 수 있다. 건선이 호전되면 관절 증상도 나아지거나 사라진다.

● 관절 변화

손발가락 관절에서 많이 발생하고 비대칭인 경우가 많다. 해당 관절이 붉게 부어오르고 통증을 느끼며, 심할 경우에 관절 기형과 활동 장애를 초래할 수 있고 여러 관절과 척추, 골수까지 영향을 줄 수 있다. 심상성 건선이나 농포성 건선과 같이 발생하는 경우가 많다. 관절 증상은 건선의 변화에 따라 바뀐다. 남성에서 많이 나타난다.

● 실험실 검사

RF(Rheumatoid Factor, 혈액으로 류마티스를 확인하는 검사)는 음성이고 일부 환자는 적혈구침강속도가 빨라진다. X-ray 검사 시 관절에 비대성

이상을 볼 수 있고 연골 소실, 관절 침식, 관절 간격 좁아짐, 연조직 부종 등의 류마티스 관절염 증상이 나타난다. 일부는 골다공증과 낭상 변화가 생기기도 한다. 주로 손발가락의 먼 부분에서 하나 혹은 여러 개의 관절에서 증상이 나타난다.

(4) 홍피 건선

홍피 건선은 심상성 건선의 증상이 발전되어 생기거나 활동기에 자극적인 외용약의 사용으로 발생한다. 농포 건선이 사라지고 홍피 건선으로 전환될 수 있으며, 처음부터 홍피증이 생기는 환자는 드물다. 홍피 건선은 피부가 전반적으로 붉고 건조하며 얇은 비늘이 덮여 있고 섬 모양의 정상 피부가 나타난다. 증상이 널리 퍼져 있어 대체로 혹은 전체가 붉거나 암홍색을 띤다. 비늘이 덮여 있고 비듬이 많다. 손발바닥 각질층이 두껍고 비듬이 있으며, 손발톱이 느슨하고 색이 탁하며 심지어 빠지기도 한다. 발열, 오한, 두통, 관절통을 동반하고 얇은 표피에서 림프절 비대 현상이 나타날 수 있다. 대체로 3~4개월이 지나야 점점 회복되고 회복 후 전형적인 건선 증상이 나타난다.

건선의 검사

건선 치료의 경험이 많은 의료인(피부과의사나 한의사)들은 특별한 검사가 필요 없이 바로 쉽게 건선을 진단할 수 있다. 환자의 건선 피부에 현미경, 확대경으로 건선 증상을 자세히 보면서 핀셋으로 인설(비늘)이나 딱지 등을 떼어내면 층층이 인설이 떨어지면서 건선에서 나타나는 박막현상과 점막출혈반점이 보인다. 다만 건선은 범위가 너무 넓고 환자마다 차이가 있어 오진 가능성이 있을 수 있다. 좀 더 정확한 진단을 위해 혈액검사, 세포검사. 혈류검사, 병리조직검사, X-ray 검사를 진행한다.

3

건선의
발병 원인

건선은 유전자, 면역매개성 각질형성세포 증식, 약물, 미세혈류 변화 또는 이상, 질병 또는 쇠약, 땀 배출 장애, 생화학적 요인, 특정 암 유전자 발현, 종합적 원인 등으로 발병하는 것으로 알려지고 있다. 그러나 이러한 원인들도 가설 수준으로 확실하고 명확한 원인은 알려지지 않고 있다.

● 여러 유전자가 관련된다.

건선 환자의 25%는 유전으로 발생한다. 건선 관련 염색체는 6p, 17q, 4q, 1q, 3q, 1p 위치에서 확인했으며, psors1, 2, 3, 4, 5, 6, 7, 8, 9 유전자가 있고 이 중 psors1은 6번 염색체에 있으며 건선 유발 가능성을 30.0%로 추정하고 있다. IL12B, IL23A, IL23R, IL2/IL2L, TNFA1P3, TNIPI, SLC12A8, ZNF313, HBD, LCE 유전자도 건선 발병과 관련이 있다. 이외에도 HLA-B13, BW-17과 연관성이 있다. 다만 건선은 멘델의 유전법칙을 따르지 않고 가족 간의 발병이 불일치하는 현상도 나타나며 자연 환경의 영향도 받기 때문에 다인자 유전 특성이 있다.

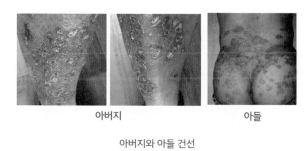

아버지   아들

아버지와 아들 건선

● 면역매개로 각질형성세포의 증식으로 발병한다.

건선은 T보조세포(helper T cell 또는 Th cell)에 의해 매개되는 각질세포 이상증식 질병이다. 다시 말하면 염증세포 침윤이 1차 현상이고 각질세포 증식은 2차 현상이다. 건선 병변에는 T억제세포도 있으나 Th세포가 주로 침윤하게 되고 동시에 Th세포/T억제세포의 비가 혈중보다 커진다. 이러한 과정에서 항원전달세포에 의해 항원이 Th세포에 전달된 후 Th세포가 활성화되면 IL-2, IL-6, IL-8, INF-r 같은 cytokine을 분비하는데, 이러한 cytokine들이 세포 증식에 관여하게 된다. 분비된 cytokine은 다양한 기능을 갖게 된다. 예를 들어 IL-2는 T cell 증식

인자로 Th세포가 더욱 증식하게 만들고 IL-6은 표피의 과다증식, IL-8은 호중구 및 T세포의 화학구성 인자로 작용하여 혈관 투과성을 증가시킨다. 또한 IL-2, IL-6, IL-8은 각질형성세포의 증식을 일으키며, 활성화된 각질형성세포는 다시 IL-6, IL-8, TGF-α(transforming growth factor alpha)를 분비한다. 각질형성세포에서의 분비된 IL-6, IL-8, TGF-α는 연속하여 각질형성세포의 증식을 일으킨다. 활성화된 Th세포에서 분비되는 TGF-α는 모세혈관의 혈관내피세포에서 T세포 수용체의 발현을 유도하므로 더 많은 T세포의 침윤을 유발한다. 이렇게 침윤된 T세포는 다시 cytokine을 분비하여 각질형성세포의 증식과 T세포의 침윤을 일으키는 순환을 계속해서 건선이 발생하고 악화된다. 건선의 증상인 붉은 반점, 구진, 인설 또는 딱지가 과다하게 발생하는 이유이다. 이러한 특징으로 대부분의 건선 연구는 면역매개, 염증성 측면에서 이루어지고 있다.

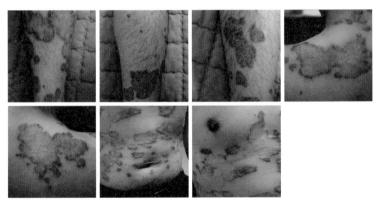

● 호르몬과 관련이 있다.

건선은 성호르몬이나 갑상선호르몬과 관련이 있다. 이것은 여성의 월경, 임신, 분만, 수유가 건선과 관련성이 큰 것에서 알 수 있다. 특히 임신 시 성호르몬 변화가 큰데 전반적으로 건선이 호전되고 이후 분만,

수유기에 다시 발생하고 악화된다. 이는 임신 중에 체내 부신피질호르몬 수치가 높아지기 때문이다. 일부 환자에서 월경 전후에 건선이 악화되는 경우가 있는데, 이는 성호르몬인 에스트로겐과 프로게스테론의 수치가 낮아지는 것과 관련이 있다. 이외에도 갑상선호르몬과 관련이 있는데 T3, TSH 수치가 정상군보다 낮고 T4는 큰 차이가 없다. 갑상선호르몬은 몸의 면역 기능을 유지하는 데 중요하고 수치가 저하되면 면역 기능 저하가 동반된다.

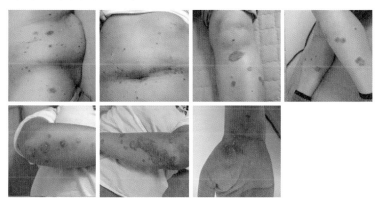

● 약물과 관련이 있다.

일부 약물은 건선을 발생시키거나 악화시킨다. 또한 복용한 약물의 인체 내 작용이나 대사 능력과 관련되어 2차적으로 건선을 발생시킬 수 있다. 특히 Lithium, 스테로이드, INF-α와 r, Inquimod, 비스테로이드성 소염제, ACE 억제제, 항생제, 인터페론이 건선을 발생 또는 악화시킨다.

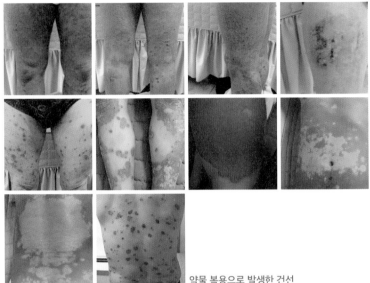
약물 복용으로 발생한 건선

● 세균 감염으로 발생한다.

  포도상구균, 마이크로박테리아는 건선을 발생시키거나 악화시킨다. 특히 열감기나 인후두염에 걸리면 건선이 발생하고 악화되는 것을 임상에서 쉽게 볼 수 있다. 피부 내에 연쇄상구균 추출물을 주입하면 불활성화된 연쇄상구균이 주입된 부근에 기존의 건선 증상이 심해지거나 새로운 건선이 발생한다. 바이러스, 세균, 진균 감염이 건선을 발생시키고 악화시키는 것은 인체 내 면역력의 변화를 초래하는 것과 관련이 있다.

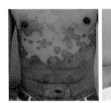
감기 후 발생한 건선

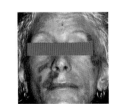
에이즈 감염으로 발생한 건선

● 피부 손상으로 발생한다.

피부가 긁히거나 베인 상처, 낙상, 화상, 수술 절개 부위나 흉터는 건선을 발생시킬 수 있다. 보통 긁힌 상처나 베인 곳은 2~3일 후, 수술 후에는 2~3개월 이내에 건선이 발생한다. 외상으로 인한 피부 손상은 신경면역반응을 촉발해서 신경계통과 표피 각질형성세포의 화학매개 물질 작용으로 건선 유전자가 있거나 고위험군에서 건선을 발생시킨다.

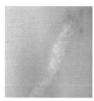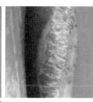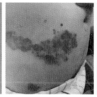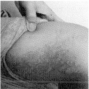

피부 손상으로 발생한 건선

● 과도한 스트레스로 발생한다.

예상치 못한 사고, 긴장, 감정 억압, 가족의 죽음, 가족 불화, 사업 실패, 경제적 어려움은 건선을 발생시킨다. 이러한 환자가 전체의 10~80%를 차지했고 30~40%의 환자는 근심이 있을 때 더 심해진다. 스트레스를 받으면 신경성 염증이 생길 수 있는데, 이러한 자극은 피부의 감각신경이 p물질과 신경펩티드를 많이 만들도록 하여 피부에 있는 면역세포 분비인자를 매개체로 해서 염증반응을 일으키고 여기에 성장인자까지 가세하여 염증반응을 확대시켜 건선을 발생시킨다. 이외에도 스트레스가 부신피질자극호르몬, 코르티코스테로이드, 카테콜라민, 아세트콜린의 분비를 촉진하고 호중구, 림프구, 대식세포 등의 면역활성세포에 영향을 미쳐서 면역체계에 변화를 일으킨다.

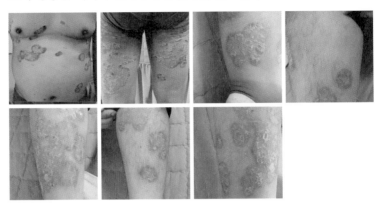

● 무기질, 비타민의 결핍으로 발생한다.

　건선 환자는 셀레늄(Se) 같은 무기질, 비타민 A, B, C, E가 결핍되거나 부족하다. 무기질이나 비타민은 필요량은 매우 적지만 인체 내의 각종 대사활동에 필수적인 영양소이다. 건선 환자는 셀레늄의 양이 정상인보다 적기 때문에 보충하면 증상이 개선되며, 비타민 A, B, C, E도 건선 치료 보조제로 사용한다.

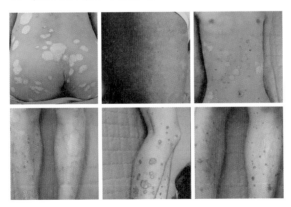

● 각질형성세포 분화 이상으로 발생한다.

　건선은 과다하게 표피가 증식되는 질병이다. 정상적이라면 각질형성세포는 증식과 분화가 서로 균형과 조화를 이루면서 표피를 일정하게 유지해야 한다. 정상 표피의 기저층에서는 k5, k14케라틴(keratin)이 출현하고 점차 분화하면서 기저층 상부에서는 k1, k10케라틴이 발현된다. 그러나 건선 피부에서는 k1, k10케라틴의 발현이 감소하고 반대로 정상 표피에서는 나타나지 않는 k6, k16케라틴이 발현된다. 이외에도 k1, k10 내 RNA의 발현도 감소한다. 이러한 케라틴 발현 이상은 건선 부위에서 각질형성세포의 분화가 정상적으로 이루어지지 않고 있다는 것을 의미한다.

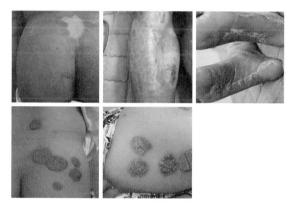

● 미세혈류 변화나 이상으로 발생한다.

　건선 환자는 정상인에 비해 피부 모세혈관이 확장되고 증식되어 있으며 굽어 있다. 또한 점 모양의 붉은색 고리 끝이 실타래처럼 변형되어 있다. 손발톱의 주름 부분에는 붉은 발진이 없지만 고리가 확장되고 구부러져 있으며 끝이 충혈되고 혈류가 느리며 삼출이 분명하다. 이는 건선으로 인해 피부 혈관의 미세혈류에 장애가 발생한 것이다. 미세혈류는 모세혈관 내 혈액순환을 말하며 혈액과 인체 장기나 조직의 물질 교환 장소이다. 피부의 모세혈관 말단은 모세혈관 고리이고 머리핀 모양이다. 현미경으로 관찰해보면 점 또는 곡선으로 된 붉은색 고리의 미세혈류를 관찰할 수 있다.

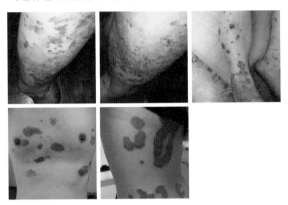

● 질병이나 쇠약(허약)으로 발생한다.

건선 환자 중에 고지혈증, 당뇨병의 대사장애 질환, 고혈압의 심혈관 질환의 비율이 정상인보다 높다. 특히 대사성 질환과 심혈관 질환은 건선에 동반되는 질병으로 서로의 발생에 영향을 미친다고 할 수 있다.

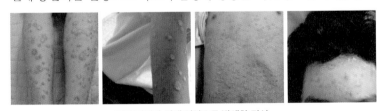

내과 질병과 신체 허약으로 발생한 건선

● 땀 배출 장애와 관련이 있다.

땀은 수분 배출뿐 아니라 인체의 생리, 병리, 면역 기능에 영향력을 행사하거나 역할을 담당한다. 실제로 상당수의 건선 환자들은 땀 배출에 문제가 있으며, 특히 건선 발생 전에는 땀 배출이 정상이었으나 건선이 생기면서 땀 배출이 전에 비해 줄거나 아예 되지 않는 것으로 알려지고 있다. 또한 건선 부위는 땀이 전혀 나지 않는다. 한의학에서는 땀 배출 장애를 건선의 중요 원인으로 본다.

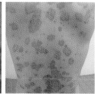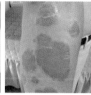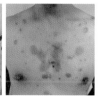

땀 배출 장애로 발생한 건선

● 氣血순환 장애

한의학(중의학 포함)의 개념으로 신체의 생리 기능과 생명을 유지하고 보호하는 것을 氣血이라고 하는데 인체에서 氣血의 순환에 문제가 발생하면 건선뿐 아니라 많은 질병이 생긴다. 氣血은 우리 몸의 구석구석을 순환 및 운행하면서 인체가 필요한 영양분, 면역강화 성분을 공급한다. 항상 氣와 血은 동행하며 氣가 운행하지 않으면 血도 운행하지 않는 특성이 있다. 특히 건선 관련한 氣血순환 장애는 혈허증(血虛證), 혈조증(血燥證), 혈어증(血瘀證)으로 나타난다.

■ 혈허증

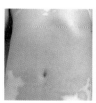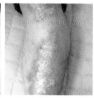

■ 혈조증

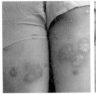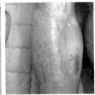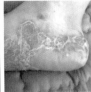

■ 혈어증

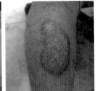

● 몸이 냉한(冷) 체질

　건선 환자의 체질의 문제나 특성으로 상당수 건선 환자는 몸이 차며 추위를 싫어하며 성기능 등의 양기(陽氣)가 허약한 특징이 있다. 특히 건선 발생이 오래된 만성 건선, 호전과 악화가 반복되는 재발성 건선, 노년기, 만성 질병이 있거나 성기능이 허약한 환자들이 해당된다. 저자의 조사에 의하면 전체 건선 환자의 64%가 해당된다. 특히 여름에 호전되고 겨울에 악화되는 계절적 특성이 있는 건선은 陽氣가 약해서 생기는 현상으로 규정한다. 이것은 몸의 겉인 피부의 온도가 낮고 몸 내부는 열이 심하다(外寒內熱)는 한의학(중의학 포함) 개념으로 최근의 연구 결과로 새롭게 밝혀진 이론이다.

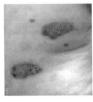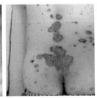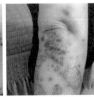

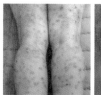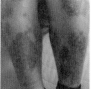

● 암 유전자 발현과 상관이 있다.

건선 환자는 정상인에 비해 피부의 각질세포 형성이 8배 빠르다. 이는 일반인에 비해 세포의 분화와 증식이 8배 빠르다는 의미로 암세포와 비슷한 특징을 갖는다. 실제로 c-myc, c-fos, c-jun 등의 암 유전자 발현이 건선 부위에서 증가된다. 또한 이러한 유전자의 발현이 중증 건선에서 더 증가된다는 연구가 있다.

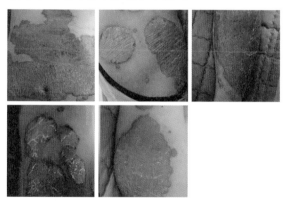

● 생화학적 요인과 관련이 있다.

건선은 cyclic nucleotide, arachidonic acid(AA), LT, proteinase, polyamin의 기능과 관련이 있다.

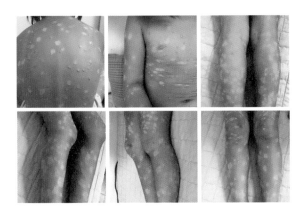

● 여러 원인이 공통으로 관련된다.

　유전자, 호르몬, 면역계 이상, 내부 기관의 이상이나 허약, 여러 질병, 약물, 비타민 D 부족, 스트레스, 땀 배출 장애나 몸이 차며(冷), 氣血순환 장애, 양기허약(陽氣虛弱), 피부 손상 등이 서로 영향을 미쳐 건선이 발생한다.

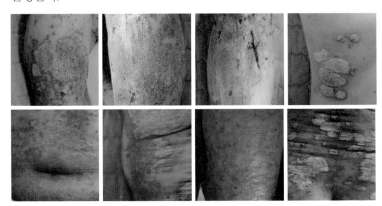

4

건선의 특이성 및
건선 환자의 진짜 고통은

1. 특이성의 병, 건선
• 건선은 피부 염증성 질병 특성뿐만 아니라 이외의
다양한 특징이 있는 복합적 질병이다.

2. 건선 환자의 진짜 고통은
• 평범한 일상이 힘들고 사람들의 편견과 차별,
자존감 문제로 삶의 질이 매우 낮다.

1

특이성의 병, 건선

● 건선은 염증의 특성이 강하다.

　중요 건선 증상인 붉은 반점, 구진, 인설과 딱지는 염증으로 발생하거나 염증의 결과물이다. 따라서 건선은 일부나 전신 피부에 발생하는 염증성 질병이거나 특성이 있다.

● 건선 환자 간, 환자 내 변화가 크다.

　건선 환자 간 증상이나 특성의 차이가 크고 다양하다. 또한 한 환자 내에서도 건선 증상은 자주 변하거나 부위별로 차이가 있다.

■ 환자 간 차이가 심하다.

환자 A

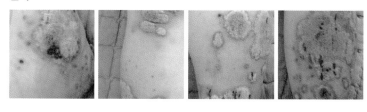

환자 B

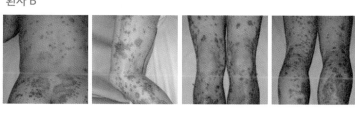

■ 한 환자 내에서도 변화가 심하다.

이전

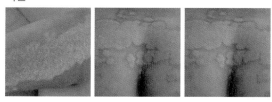

현재

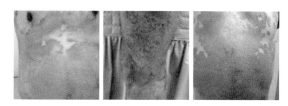

● 범위가 매우 넓고 다양하다.

심상성 건선은 붉은 반점, 구진, 인설(또는 딱지)이 피부에 발생하는 것을 말한다. 홍피 건선, 농포 건선, 건선 관절염도 건선이지만 심상성 건선과 증상이 같은 병이라고 할 수 없을 정도로 많이 다르다.

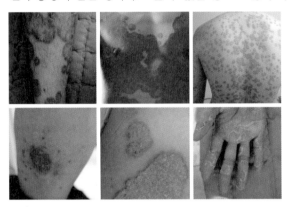

● 대부분 전신에 발생한다.

대부분 건선은 머리끝에서 발끝까지 전신에 걸쳐 피부 등 눈에 보이는 어느 곳이든 발생한다. 이외에도 귀, 콧속, 입 안, 생식기나 항문뿐 아니라 몸 안의 장기나 조직에도 발생하는 특성이 있다.

● 외부 환경이나 계절 변화에 민감하다.

건선은 온도, 습도, 햇빛, 자외선량 등 자연 환경의 영향을 많이 받고 계절 변화에 따라 차이가 심하다. 특히 햇빛 양이 적은 겨울에 가장 심하고 봄, 가을, 여름 순으로 호전되는 특징이 있다.

● 발병 전 징조가 있으며 곧바로 전신에 퍼진다.

　건선은 발병 전에 특별한 사전 증상이 있으며 발병 후에는 비교적 짧은 시간에 전신에 퍼진다. 특히 큰 스트레스, 피로 누적, 동반 질병의 악화 또는 열감기 후에 진행되어 전신으로 퍼진다.

● 생명에 치명적인 영향을 미칠 수 있다.

　건선은 내부 기관이나 관절에 피해를 주거나 감염을 일으킬 수 있다. 예를 들어 간신(肝腎) 기능의 쇠약 또는 전해질 이상이 나타날 수 있어 생명이 위험할 수 있다. 끊임없이 다량의 인설이나 딱지가 발생하기 때문에 단백질이나 기타 영양물질이 빠져나가 얼굴 창백, 심리적 쇠약이 동반된다. 이외에도 건선으로 인한 피부 증상이 증가하여 세균 침입이 쉬우며, 이것이 장기간 유지되면 패혈증이 발생하고 심하면 사망할 수도 있다.

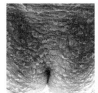

생명이 위험할 수 있는 정도로 심한 건선

● 확실한 치료법이 없고 발병 원인과 기전이 밝혀지지 않았다.

　건선은 확실하고 완벽한 치료법이 없다. 또한 다른 질병에 비해 상당한 연구가 진행되고 있지만 현재까지 확실한 발생 원인과 기전이 밝혀지지 않았다.

2

건선 환자의 진짜 고통은

● 평범한 일상이 힘들다.

건선 환자들은 공중목욕탕, 미용실, 수영장, 헬스장 같은 공공장소를 출입할 때 직간접적인 제약을 받는다. 또한 직장생활이나 결혼, 대인관계에 있어서도 상당한 어려움을 호소한다. 실제 조사에 따르면 건선 환자의 1/3 이상은 사회생활에 지장을 받은 경험이 있다고 응답했으며, 1/5은 업무 수행에 부정적으로 영향을 미친다고 했다.

● 사회적 편견과 차별을 겪는다.

26개국의 건선 환자를 대상으로 한 조사에 따르면 응답자의 66%가 건선에 대한 낮은 사회적 인식으로 차별을 경험했다고 하였다. 가려움증으로 스트레스를 겪는다는 응답(48%)보다 높았다.

● 자존감에 상처가 있다.

　조사에 의하면 건선이 자존감, 자신감에 부정적인 영향을 준다고 느끼는 환자가 40%에 달했다. 건선이 장기간 치료되지 않으면서 환자 스스로 또는 타인의 곱지 않은 시선과 편견으로 움츠러든다.

● 상당수는 우울증을 겪는다.

　심각한 건선 증상, 장기간 반복되는 재발과 악화, 특별한 치료법이 없다는 것으로 인한 실망과 절망, 사회적 편견과 오해, 차별이 복합적으로 지속되면서 많은 환자들이 건강한 사람에 비해 우울증이 높다.

● 감염병으로 오해한다.

　일반인들은 건선을 감염성 질병으로 알고 적극적인 관계를 꺼려하거나 피한다. 특히 어린이집이나 놀이터에서 같이 놀거나 어울리지 못하게 떼어놓거나 데려가 버려 건선 환자에게 심리적 고통과 고립감을 초래한다.

● 질병 중 삶의 질이 가장 낮다.

　3만 종의 질병 중 건선은 환자의 삶의 질을 가장 많이 떨어뜨리는 병 중 하나이다. 전신의 붉은 반점, 끊임없이 떨어지는 하얀 비듬이나 딱지, 타인의 시선, 장기간 낫지 않고 평생 갖고 가야 한다는 두려움과 불안감이 건선 환자의 삶을 짓누른다. 건선은 직접적인 생명 단축이나 통증은 없지만 육체적, 정신·심리적 고통이 환자의 삶에 심각한 영향을 미친다.

● 육체적 건강도 문제이다.

　건선이 장기화되고 정신적, 심리적으로 부정적인 영향을 끼쳐 육체적 건강에도 영향을 미친다. 특히 건선은 암, 심혈관 및 대사성 질환을 동반하는 경향이 있어 이중, 삼중으로 고통을 받게 된다.

● 치료 방법의 부작용이나 독성이 심하다.

　건선을 치료하는 자외선, 엑시머 레이저, 스테로이드, 항암제는 환자 몸의 여러 기능을 손상시킨다. 특히 피부 화상이나 손상, 간·신장 기능 이상, 혈관벽의 약화로 인한 내부 출혈이 발생하는데, 이러한 약물이나 치료법을 장기간 사용하면 심각한 문제를 일으킬 수 있다.

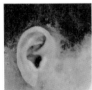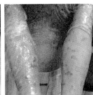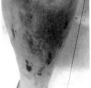

건선 치료 부작용

● 의학, 의료인에 대한 불안, 불신, 불만이 있다.

　건선이 발생하면 환자들은 긴 시간 치료한다. 처음에는 크게 기대하여 치료하지만 호전과 재발이 반복되는 것을 확인하면서 이것이 평생 계속될 수 있다는 생각이 들어 불안해진다. 특히 의료나 의료인에 대한 불신이 생기고 불만과 불안감이 깊어진다.

● 분노감이 있다.

　사회적 편견과 차별을 겪으며 정상적인 일상생활이 어렵고 힘들어지면서 신체적, 심리적으로 고립되어 외톨이가 된다. 이런 생활이 점차 길어지면서 마음속에 화병이 생긴다. 상당수의 환자들은 사회, 주변의 정상인, 의료진에 대해 분노감이 있고 쉽게 화내며 감정을 참지 못하고 폭발하기도 한다.

● 심신이 지쳐 있다.

장기간 또는 평생 호전 및 악화, 치료 및 중단이 반복되면서 환자나 가족이 지쳐가거나 이미 지쳐 있다. 일부는 자포자기나 자기비하 심정이 있다.

● 부모는 죄의식이 있거나 자녀에게 생길 것을 불안해한다.

일부 건선은 조상의 유전자를 물려받아 생긴다. 또한 나에게 생긴 건선이 자식에게 발생할 수 있다는 것을 알고 죄의식을 갖거나 자녀에게 발생될 수 있는 것에 크게 불안해한다. 특히 건선은 한번 발생하면 장기간 또는 평생 낫지 않을 수 있기 때문이다.

5

건선 연구 및 치료의
문제점

그동안 건선 치료는 많은 연구에도 불구하고 서양의학과 한의학 모두 상당한 한계가 있어 장기간 악화 및 호전을 반복하는 난치성 질병으로 알려지고 있다. 현재 서양의학은 건선을 면역매개 염증질환으로 규정하고 있으나 아직까지 정확한 발병 원인과 기전이 밝혀지지 않았고 완벽한 치료법이 없는 형편이다. 한의학(중의학 포함)에서도 여러 발병 이론에 근거하여 약물과 처방을 사용하고 있지만 상당한 한계를 갖고 있다.

1

서양의학의 관점

서양의학은 건선을 인체 전체 중 피부의 문제와 면역매개 염증 질병 중심으로 접근한다. 건선의 특징인 적반, 구진, 인설과 딱지, 가려움은 모두 피부조직에서 발생하는 주요 증상이다. 이러한 이유로 피부과 중심의 연구와 치료를 하고 있다. 또한 Th1, 17, IL12, 17, 23, 31, CD treg cell, TNF-α는 면역매개 염증 치료 관련 지표들이다. 정상적인 면역세포는 세균이나 바이러스처럼 외부 이물질로부터 우리 몸을 지켜주지만 건선이 생기면 이물질이 없는 상황에서도 면역세포가 자신의 조직세포를 적으로 인식하여 공격해 염증을 일으킨다. 면역세포 사이의 신호전달물질을 "사이토카인"이라고 하는데, 혈액 내에 있는 T세포, B세포, 대식세포 등의 다양한 면역세포가 사이토카인을 분비하고 받아들여 면역반응을 조절한다. 현재 150여 종의 사이토카인이 있으며, 이 중에 염증반응을 조절하는 대표적 물질로 인터루킨(interleukin, IL)과 종양괴사인자(TNF)가 있다. 사이토카인을 억제하면 면역세포의 활성도가 조절되어 건선 증상을 조절하고 완화할 수 있다.

생물학적 제제로 최신 건선 치료제 중의 하나인 TNF-α(대표적인 사이토카인)를 억제하는 표적 치료제가 있다. TNF-α 억제제는 TNF-α가 들어가야 하는 수용체와 대신 결합하거나 TNF-α에 직접 작용해 염증신호가 전달되는 것을 막아 버린다. 인터루킨(IL)은 TNF-α와 달리 염증반응에 작용하는 종류가 있다. 인터루킨은 IL-6, IL-12, IL-17, IL-23이 있는데, 인터루킨 억제제 계열의 건선 치료제는 이 중 IL-12, IL-17, IL-23을 억제한다. IL-12, IL-23은 T세포에서 분화한 Th17, Th1 면역세포를 자극해 TNF-α, IL-17의 양을 늘린다. 다시 말하면 IL-12, IL-23은 먼저 T세포를 자극하고 이어서 IL-17과 TNF-α를 자극하여 피부 각질세포의 증식과 염증반응을 촉진한다.

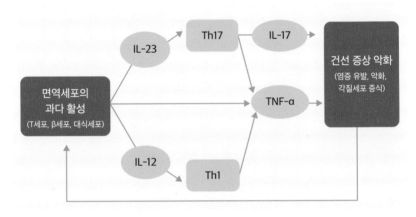

건선에서 Th, IL cell의 기전 및 관계

이러한 건선 치료제는 건선 발병의 최종 단계인 염증 억제 및 차단하기 때문에 근본적인 치료에 큰 한계가 있다. 서양의학의 건선 치료는 면역매개 염증 발생 과정을 차단하는 치료제나 통상적인 치료법을 사용한다. 서양의학의 건선 연구는 유전자, 분자생물학 수준의 매우 깊고 확실하지만 생명체의 다양하고 폭 넓은 전체 특성을 포괄하지 못하는 한계가 있다.

건선에 대한 서양의학적 관점

- 피부과 질병(피부 문제)
- 병소중심 치료 및 관리
- 분자, 유전자 수준 연구
- 몸, 육체 질병
- Th, IL 중심의 면역매개 염증질환
- 단일 원인 및 기전
- 염증 차단 치료

2

한의학(중의학 포함)의 관점

한의학(중의학 포함)은 서양의학과 생명관, 의학 체계가 크게 다르다. 한의학은 인체 그대로를 최소한의 단위로 보는 시스템적 관점(또는 전체론, 정체관)에 기반하고 있다. 또한 사람마다 특성이 다른 체질 및 개체성 의학의 이론을 갖고 있다. 이외에도 인간과 자연, 우주 변화와 상응하는 天人相應은 한의학의 독특한 이론들이 있다. 한의학의 관점에서 볼 때 건선은 단순한 피부병이 아니라 전체 또는 내과적 질환이다. 건선의 발생은 몸 내부의 여러 장기와 관련이 있으며, 이러한 장기의 장애나 문제가 피부에까지 영향을 미쳐 건선이 발생한다고 본다. 즉 건선 발생에 피부를 포함하여 내부의 여러 기관과 장기가 관여한다는 관점을 갖고 있다. 그러다 보니 서양의학의 Th, IL이 관여하는 면역 매개 염증성 질병의 매우 깊고 정확한 측면이 부족하지만 인체의 전체적 관점에서 접근하고 다양한 성분의 한약 처방을 사용할 수 있다.

건선에 대한 한의학(중의학 포함)적 관점

- 피부 및 인체 여러 기관이 관여하는 질병
- (육체 및 정신 포함) 전신 질병
- 염증, 생리적 문제, 건강관련 질환
- 다양한 원인과 기전
- 근본적 치료

3

서양의학과 한의학의 장단점

서양의학과 한의학은 의학의 이론체계나 생명관이 서로 달라 동일 질병이라도 치료법에서 차이가 있다. 건선에서도 서양의학은 피부, 병소, 면역매개 염증질환으로 규정하지만 한의학은 피부를 비롯한 전신의 여러 기관이 관계하는 육체와 정신, 심리 등의 전체적, 전신적 문제로 보고 있다. 실제로 건선 환자를 분석해보면 건선이라는 병은 분명 피부 중심의 염증 질환이기도 하지만 피부 이외의 많은 인체 기관이나 기능이 관여하는 질병임을 알 수 있다. 건선은 피부 중심 이외에도 땀 배출 장애, 몸과 손발의 냉증(冷證), 계절에 따른 변화, 유전성, 감기 후 발생이나 악화, 신체의 다른 질병, 스트레스 과다와 밀접한 관련이 있다. 또한 거주지의 온도, 습도, 자외선 양이나 생활환경의 자연환경에 크게 영향을 받는다. 그동안 이러한 요소들은 건선 연구나 치료에서 무시되거나 관심의 대상이 아니었다. 이는 건선을 올바르게 연구하는데 큰 걸림돌이다.

서양의학과 한의학의 장단점

	서양의학	한의학
장점	피부과, 면역매개성 질병으로 규정하고 유전자, 분자생물학 수준으로 분명하고 확실하다.	건선 치료뿐 아니라 건선 환자의 전체적인 건강관리와 환자별 맞춤치료가 가능하며, 폭넓고 다양성이 있다.
단점	염증성, 육체, 피부 질병으로만 국한하여 접근하고 결과 중심적이다. 넓고 다양한 건선 연구에 문제가 있으며, 건선과 동반되는 환자의 전체적인 특성을 반영하지 못한다.	진단, 특히 처방이나 치료 과정의 표준성이 낮고 주관적이며, 치료 효과의 확실성과 예측성이 떨어진다.

6

건선 연구 및 치료의
새로운 관점

1

건선 연구와 치료에
큰 문제가 있다?

현재 건선 연구와 치료의 특징은 피부와 병소(증상)의 개선에만 관심이 있다.
또한 원인 해결보다는 결과 중심이며 단일 원인이나 기전으로만 접근하고 있
다. 이러한 결과로 근본적인 치료가 안 되며 호전과 악화가 반복되는 악순환
으로 건선은 난치병으로 알려져 있다.

건선의 주요 발병 원인은 유전자, 면역계 이상, 호르몬 분비, 약물, 감염, 스트
레스, 여러 동반 질병으로 인해 피부, 인체의 생리·병리, 면역계나 호르몬, 혈
류 변화를 일으켜 몸에 염증 발생, 땀 배출 장애, 몸이 차고 추위를 타며, 기
혈순환 장애 등이다. 이처럼 건선은 몸 안의 오장육부와 여러 기능이 관여되
는 복합적이며 전체적인 질병의 특성이 있다. 즉 피부만의 문제나 단일 원인
과 기전을 갖는 단순하고 간단한 질병이 아님을 알 수 있다. 이러한 관점으로
볼 때 현재의 피부 중심, 면역매개 질병으로만 접근하는 것은 잘못이다.

2

올바른 의학적 접근이
필요하다

올바르고 정상적인 의료란 빠른 치료 효과, 독성이나 부작용이 없어 환자의
건강을 해치지 않고 치료 후 효과가 길게 유지되거나 아예 재발되지 않는 것
이다. 불행스럽게도 현재의 많은 질병 치료법이 이러한 완벽한 조건을 갖추고
있는 것은 거의 없다. 특히 현재의 건선 치료법은 효과는 빠르지만 독성과 부
작용이 크며 치료 후 곧바로 재발되는 문제를 갖고 있다. 이것은 의학의 한계
와 수준의 문제로 발생하는 것이기 때문에 어쩔 수 없는 것이기는 하다. 그러
나 그동안 저자와 일부 건선 전문가의 연구는 상당한 가능성과 희망을 갖게
한다. 이전과 크게 다른 점은 건선 이외의 건선 환자의 건선 발병 전과 후의
육체, 정신적인 전신 건강 상태를 진단과 치료에 반영하여 치료하는 것이다.

3

건선, 건선 환자의 특징

건선은 붉은 반점, 구진, 인설이나 딱지뿐 아니라 다양한 증상이 있다. 또한 이러한 증상들은 환자의 나이, 건강 상태, 환경 변화, 치료 방법이나 기간, 질병에 따라 크게 변화한다. 이외에도 여러 다양한 특징이나 증상이 있다. 이러한 증상이나 특징은 건선의 연구나 치료 방향을 정할 때 중요한 역할을 한다. 다음은 저자가 수천 명의 건선 환자를 대상으로 건선 증상뿐 아니라 다양한 건선 환자의 특징을 분석한 것이다.

1) 건선 증상

* 피부에 붉은 반점, 구진, 인설 또는 딱지가 있다.
* 그러나 한 환자 내에서, 환자마다 증상이 다양하며 차이가 있고 자주 변한다.
* 전체 환자의 95%가 심상성 건선이다.

- 건선은 대부분 전신형으로 발생하고 손발톱 등 보이는 곳에 건선이 있다.
- 표피조직의 증식이 매우 빠르다.
- 상당수의 환자는 피부가 가렵다.
- 심상성, 비심상성 건선이 동시에 발생한다.
- 농포 건선의 흰 고름은 무균성이며 모든 건선은 전염성이 없다.
- 건선은 한번 발생하면 오래가고 호전과 재발을 반복한다.
- 거주 지역의 기온, 습도, 햇빛량 및 직업과 관련이 있다.
- 평소 자주 입이 마르고 인후, 피부가 건조하고 수분이 부족하다.

2) (건선 증상 이외의) 건선 환자의 특징

- 여름에 호전되고 겨울에 악화되는 계절성의 특징이 있다.
- 땀 배출이 적거나 없고 부위마다 다르다. 건선 부위에서는 아예 땀이 나지 않는다.
- 유전성이 있다.
- 감기 중이나 후에 발생한다.
- 특히 항생제나 소염제의 사용은 건선 치료, 악화에 영향을 미친다.
- 일부 약물로 건선이 발생하고 악화된다.
- 특히 만성 건선 환자는 신체가 허약하고 평소 손발이 차고 추위를 탄다(外寒內熱).
- 일부 환자는 찬 것(冷物)을 좋아하지만 상당수는 따뜻한 것(溫物)을 좋아한다.
- 평소 몸 안에는 열이 있고 체온이 높다.
- 여성의 월경, 임신, 출산과 관련이 있다.
- 전체 환자의 70%가 30대 이전에 건선이 발생한다.

- 피로, 과로, 흡연, 음주, 식습관, 수면 등과 관련이 있다.
- 건선의 인설과 딱지를 벗기면 점상출혈 반점, 박막 현상이 있다.
- 평소 양기가 부족하고(陽虛) 성기능이 약하다.
- 만성 스트레스 상태이며 우울하고 불안하다.
- 내분비계 질병, 심혈관성 질병이 동반된다.

3) 기타

- 비교적 소화 기능이 약하고 식욕이 저하되어 있다.
- 대변이 건조하거나 설사를 하며 소변은 탁하거나 누렇다.
- 일반적인 혈액 검사는 정상이다.
- 현재 대부분의 건선 환자는 스테로이드, 항생제와 소염제, 생물학적 제제 치료를 한다.

4

건선 환자의
특징별 분류

건선, 건선 환자는 건선에서만 나타나는 전형적인 피부 증상과 이외에도 독특한 비전형적으로 나타나는 육체·정신·정서적 특징이 있다.

건선 환자 몸에서 일어나는 모든 반응, 현상은 강약의 차이는 있지만, 직간접적으로 건선과 관련이 있다. 저자는 수천 명의 건선 환자에서 몇 가지 공통점을 발견하였다. 이러한 공통점은 건선을 연구하는데 중요하며, 특히 각 환자별 맞춤치료를 하는데 결정적인 역할을 한다.

● 염증성이다.

건선 피부에 나타나는 붉은 반점, 구진, 인설과 딱지, 가려움은 전형적인 염증 반응에서 나타나는 증상이다. 서양의학 연구의 T보조세포, 인터루킨(IL), 사이토카인(cytokine)도 염증과 직접 관련이 있는 지표들이다. 특히 건선의 초기, 급성, 확장기, 전신형 건선과 소아, 청소년, 청장년의 건강한 건선 환자가 이러한 특성에 해당된다. 한의학의 혈열증(血熱

證)에 해당된다.

● 땀 배출 장애나 생리적 기초대사에 문제가 있다.

상당수의 건선 환자는 땀 배출에 장애가 있다. 건선 발생 전 상태에서는 땀이 정상적으로 배출되었으나 발병 후에 땀 배출량이 적어졌으며 특히 건선이 발생한 곳은 모든 건선 환자에서 아예 땀이 나지 않았다. 이외에도 상당수가 평소 피부의 건조증과 가려움이 있다. 땀 배출이 안 되면 2차적으로 피부가 가렵고 건조해진다.

● 몸이 차고(冷) 신체 기능이 허약하다.

상당수의 건선 환자는 손발, 아랫배나 몸이 차고(冷) 평소 따뜻한 것을 좋아한다. 또한 몸이 마르고 감기에 자주 걸리며 성기능이 약하다. 건선 환자의 64%가 여름에 호전되고 겨울에 악화되는 계절성의 특징을 갖고 있다. 특히 장기간 호전과 악화를 반복하는 건선은 염증 문제보다는 인체 내부 장기 기능의 허약으로 발생한다. 한의학의 비신양허증(脾腎陽虛證)에 해당된다.

● 氣血순환 장애가 있다.

건선은 미세혈류순환의 이상이나 변화로 발생하는 것으로 알려지고 있다. 실제로 건선의 인설과 딱지를 벗기면 피부 밑에 출혈이 있으며, 상처 부위에 건선이 발생한다. 이외에도 관절 통증이 있다. 한의학의 혈허증(血虛證), 혈조증(血燥證), 혈어증(血瘀證)에 해당한다.

● 다양한 원인이 공동으로 작용한다.

　건선은 유전자, 면역계 이상, 호르몬, 일부 약물, 세균 감열, 스트레스, 영양 불균형, 질병과 신체 허약, 땀 배출 문제로 발병하는 것으로 알려지고 있다. 이들이 각각 인체에 영향을 미쳐 발병하지만, 이들이 동시에 공동으로 작용하여 건선을 유발할 수 있다. 실제로 한가지 원인만으로 발병한 환자가 있지만 여러 원인이 공동으로 작용하는 경우도 많다. 특히 만성 건선, 중장년 및 노인 건선, 장기간 호전과 악화가 반복되는 건선, 신체 허약 건선이 여기에 해당된다.

5

건선은 다양한 원인과
여러 단계로 발병된다

건선이 발병하려면 먼저 발병 원인에 노출되어야 한다. 현재까지 알려진 발병 원인은 유전자, 면역계, 호르몬, 일부 약물, 감염, 몸의 질병이나 허약, 땀 배출 문제, 기혈순환 장애, 몸이 냉한(冷) 체질, 여러 요인의 복합적 작용이 있다. 이러한 요인들이 인체 장부의 정상적인 기능에 영향을 미치거나 면역계의 과도한 활성화, 호르몬 분비의 이상, 혈류 변화에 악영향을 준다. 이러한 결과로 피부에 염증성 등의 다양한 건선 증상이나 특징이 나타난다. 이것을 볼 때 건선은 다양한 원인이 인체의 기관이나 기능이 관여하여 여러 단계를 거쳐 발생하는 매우 복합적이고 종합적인 질병임을 알 수 있다.

발병 원인	인체 영향	건선 발병
유전자, 호르몬, 약물, 감염, 질병이나 쇠약, 무기질 부족, 땀 배출 및 기혈순환 장애, 몸이 냉한 체질, 종합 요인 등	· 피부, 인체 내부의 생리 병리적 기능 영향 · 면역계의 과도한 활성화 · 호르몬 분비 이상 · 혈류 변화	염증 등의 다양한 건선 증상 발생

새로운 관점의 건선 발병 과정

7

건선 치료 효과의
판정

건선 치료 효과의 판정은 완치, 현저한 효과, 호전, 무효로 구분한다. 이것은 건선 증상의 개선 정도, 피부 상태를 상대적으로 구분한 것으로 건선 증상이 치료 전에 비해 전체의 95% 이상 없어지면 완치, 전체의 70~94%가 개선되면 현저한 효과, 전체의 50~69%가 사라지면 호전, 그리고 치료 전과 같거나 30% 이하로 없어지면 무효라고 정의한다.

1

완치

완치는 건선 증상이 95% 이상 없어지고 소양감이 완전히 사라진 상태이다.

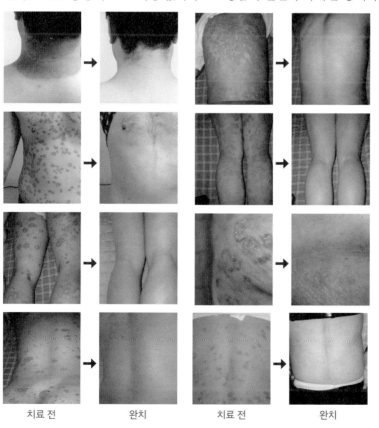

치료 전   완치   치료 전   완치

건선 치료 효과의 판정   95

2

현저한 효과

현저한 효과는 건선 증상이 70~94% 없어지고 소양감이 기본적으로 없어진 상태이다.

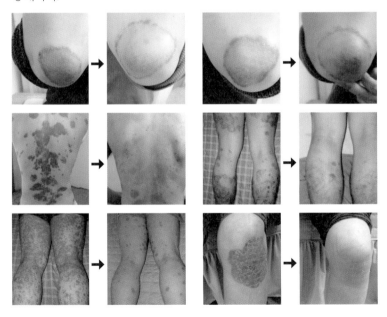

3

호전

호전은 건선 증상이 50~69% 없어지고 소양감이 감소된 상태이다.

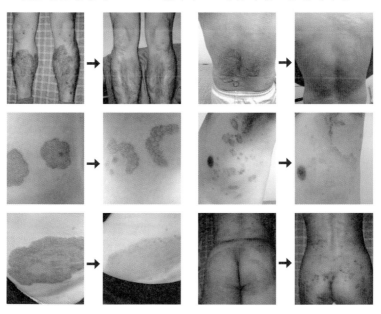

무효

무효는 건선 증상이 치료 전과 같거나 30% 이하로 없어진 상태이다.

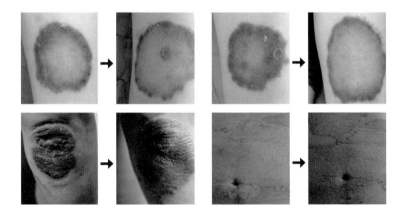

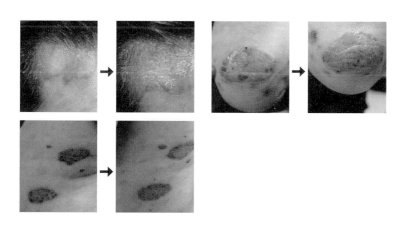

P
A
R
T

8

한의학의 새로운
건선 치료법과 효과

한의학 치료는 한약 복용, 외용 한약, 침, 기타 여러 방법이 있다. 이 중에서도 한약 복용은 전체 효과의 80~90%를 차지한다. 따라서 한의학으로 건선 치료하는데 핵심은 한약 복용이라고 할 수 있다. 한약 복용은 환자에 따라 맞춤치료를 한다. 즉 염증 제거, 땀 배출 촉진, 몸이 허약하고 냉(冷)한 환자들을 위한 발열 유도, 기혈순환 개선, 여러 원인이 공동으로 작용한 건선 치료 등이다. 이러한 치료는 이전에는 없던 새로운 것으로 건선의 특징에 맞게 저자가 새롭게 분류한 것이다. 건선 환자의 증상, 특징, 건강 상태에 알맞은 치료법 및 처방은 건선 치료의 새로운 기준이 될 수 있다. 이처럼 건선 증상과 환자의 신체 및 건강 상태에 맞게 한 치료는 효과가 매우 좋다. 이외에도 노출 부위 건선 관리를 위한 외용 한약, 기혈순환 촉진을 위한 침 치료, 기타 심리요법과 운동요법을 사용한다.

1

한약 복용 치료

1) 염증 제거(소염)

(1) 건선 환자의 특징

초기 건선이나 청장년에 많다. 얼굴, 몸통, 사지에 붉은색 반점, 은백색 비듬이 있고 건선 형태는 물방울 모양, 동전 모양이며 붉은 반점, 얇은 막, 실 모양의 출혈, 두피가 조이는 증상이 있다. 몸에 열이 많아 가슴이 답답하고 입이 마르며 피부가 가렵고 변비가 있으며 건선이 계속 번진다. 건선이 인후염, 편도선염 후에 악화된다.

(2) 염증성 건선 증상

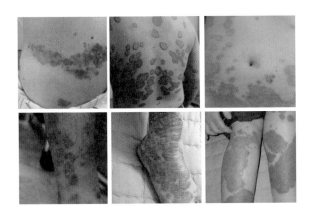

(3) 치료 효과

치료율은 61~95%이고 치료 기간은 최소 1개월 이상이다. 재발률은 500명 치료 후 2년 이상 추적 관찰한 결과 일부 있었으나 다시 치료 후 완치되었다. 그러나 재발률은 치료 방법, 처방에 따라 차이가 있었다. 간·신장 기능 검사 상 이상이 없었다. 한약 복용 중 일부에서 대변이 묽어지는 증상이 있었으나 곧 개선되었다.

(4) 치료 사례

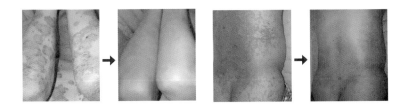

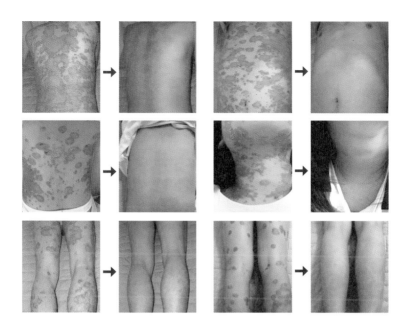

2) 땀 배출 촉진과 개선

(1) 건선 환자의 특징

건선이 발생하기 전에 비해 땀이 적거나 없다. 또한 건선이 없는 정상 피부는 땀이 나지만 종아리, 대퇴, 건선 부위에는 땀이 적거나 아예 없다. 급성, 아급성, 만성 건선뿐 아니라 심상성, 비심상성 건선 모두 해당된다. 특히 평소 스테로이드, 항생제, 소염제를 장기간 사용하거나 감기에 자주 걸리는 환자, 소아환자, 운동이 부족하고 햇빛 노출이 적으며 지하 및 습한 곳에서 거수 및 삭업하는 사람, 주로 여성 환자, 장기간 건선이 악화나 진행된 환자, 재발성, 전신형, 지도 모양 건선에서 특징적으로 나타난다.

(2) 땀 배출 문제가 있는 건선

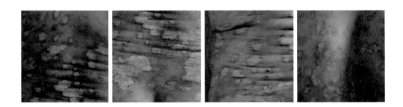

(3) 치료 효과

치료율은 84~98%이고 치료 기간은 최소 3개월 이상이다. 재발률은 120
명 완치 후 3개월 뒤에 1명, 6개월 뒤에 3명이 재발하였다. 복용 한약의 부작
용으로 입 안 및 입술 건조, 피부건조증, 인설 탈락, 피부 소양감이 있었으며,
외용 한약의 경우에 피부 자극, 홍반, 작열감, 소양감이 있었다. 복용 한약은
간·신장 기능, 심전도 검사에서 정상이었다.

(4) 치료 사례

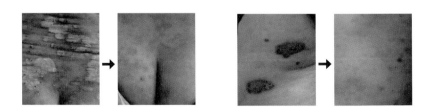

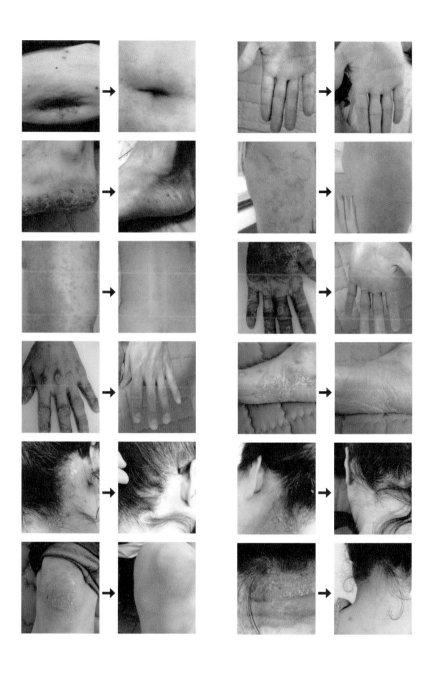

3) (몸이 차고 허약한 건선 환자의 치료를 위한) 발열유도법

(1) 건선 환자의 특징

건선이 인체 허약으로 발생하며 주로 전신형, 만성, 난치성, 재발성 건선에 해당된다. 모든 심상성 건선에 해당되며, 특히 겨울에 심하고 여름에 덜한 계절성 건선, 신체의 안쪽보다 바깥쪽에 발생하는 건선, 유전성 건선, 체질적 특성이 있다. 또한 추위를 타고 싫어하며 손발이 차며 평소 성기능이 약하다. 건선 밑이 선홍색, 암홍색이며 피부가 가려움이 심하고 건조하며 대변이 건조하고 얼굴색이 창백하다. 건선은 반괴 모양이고 딱지가 두터우며 인설이 부착되어 있다. 몸 안에 열이 있고(身熱) 평소 따뜻한 음식과 물을 좋아한다.

(2) 몸이 차거나 허약해서 생긴 건선

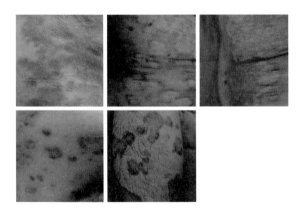

(3) 치료 효과

치료율은 87.8~98.0%이고 치료 기간은 최소 3개월 이상이다. 100여 명 중 간, 신장, 기타 기관의 부작용과 독성반응은 없었다. 또한 현재까지 재발은 없었다.

(4) 치료 사례

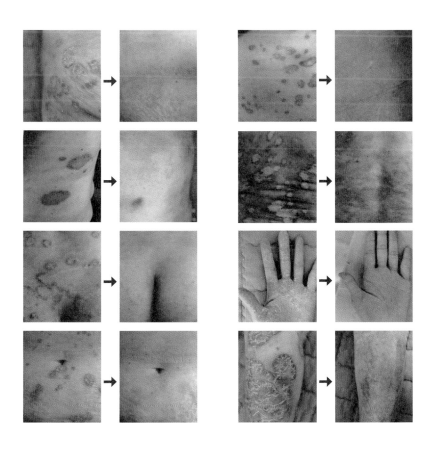

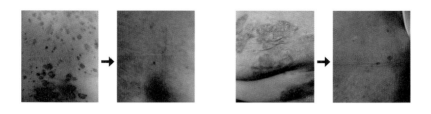

4) 기혈순환의 개선

평소 기혈순환이 잘 안 되고 몸에 어혈이 잘 생긴다. 이환 기간이 1~3년 정도
인 아급성 건선으로 주로 판상 건선, 여성 건선, 스테로이드의 장기간 또는
과다 사용 환자에서 나타난다. 한의학의 혈허형, 혈조형, 혈어형 건선이 해당
된다.

(1) 건선 환자의 특징 및 증상

① 혈허형(血虛型)
　　오래 전에 건선이 발생했고 신체가 허약하며 건선의 딱지가 비교적
얇고 전신에 걸쳐 발생한다. 건선이 담홍색(淡紅色)이고 여러 겹의 인설
이 쌓여 층층이 떨어진다. 동시에 소양증이 심하며, 얼굴색이 창백하고
윤기가 없으며, 평소 피로하거나 어지럽고, 식욕이 적으며, 불면증이 있
다. 건선이 진행하기도 하지만 새로운 건선은 많지 않고 건선 밑이 조홍
(潮紅)하며 관절이 붓고 통증이 있다.

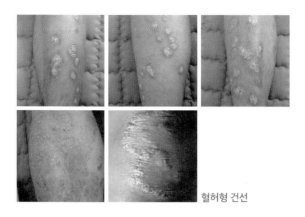

혈허형 건선

② 혈조형(血燥型)

건선이 담홍(淡紅), 암홍(暗紅)하고 인설이 건조하며 긁으면 인설이 생긴다. 이환 기간은 3년 전후이고 건선이 점차 증가하여 몸통과 팔다리까지 생긴다. 건선 형태는 환상, 반괴상이고 인설이 쉽게 떨어지지 않으며 피부 소양증이 있다. 입이 마르지만 물은 마시고 싶지 않으며 가슴이 답답하고 대변이 건조하다. 정지기 건선으로 새로운 건선의 출현은 적으며 이미 있는 건선이 없어지기도 한다. 홍반이 담홍색(淡紅色)으로 변하기도 한다.

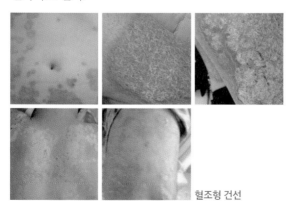

혈조형 건선

③ 혈어형(血瘀型)

건선이 암홍(暗紅)이며 피부 손상이 두껍고 깊으며 오래되어도 없어지지 않는다. 오래 전에 건선이 발병했으며 항상 크고 작은 반괴상, 동전 모양의 건선 형태를 하고 있다. 건선이 크게 변하지 않는 정지기에 해당하고 호전, 악화를 반복하며 인설이 두터워 쉽게 제거되지 않고 가려움이 심하다. 혀가 자홍(紫紅)이거나 어혈 반점(斑點)이 있다. 여성 환자는 월경통이 있고 월경색이 검거나 덩어리가 있다. 일부 건선 관절염에서 발생할 수 있다.

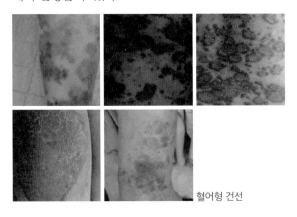

혈어형 건선

(2) 치료 효과

치료율은 90.7%이고 치료 기간은 14일 이상이다. 286명을 대상으로 치료 후 2년 이상 추적 관찰한 결과 재발 환자는 없었다. 부작용은 가벼운 오심, 설사 증상이 있었다. 간·신장 기능 검사 및 혈액검사는 모두 정상이었다.

(3) 치료 사례

■ 혈허형

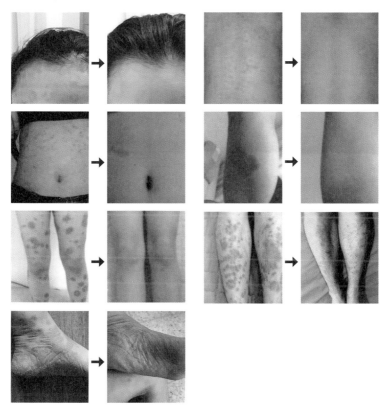

■ 혈조형

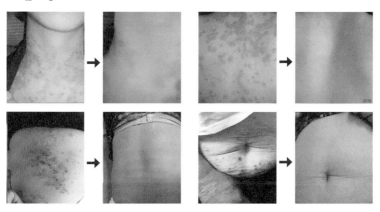

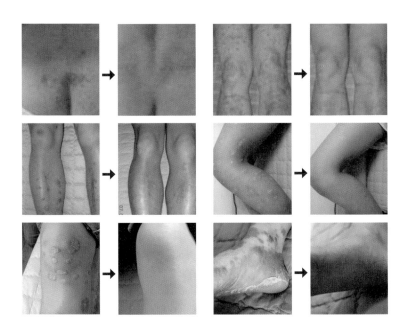

■ 혈어형

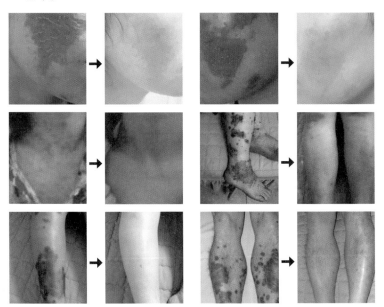

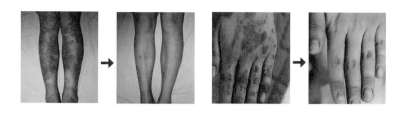

5) 여러 원인이 작용하여 발생한 건선 치료

(1) 건선 환자의 특징

딱지가 두껍게 있으며 인설이 많고 가려움이 비교적 심하며 손·발가락에 건선이 산재해 있다. 건선 표면에 백색의 인설이 있고 인설을 떼어내면 출혈 흔적이 있으며 기저가 두껍고 암홍색(暗紅色)이다. 큰 것은 손바닥만 하고 작은 것은 동전 크기이며, 혀가 암홍색(暗紅色)이고 어반(瘀斑)이 있으며, 건선은 반괴 모양으로 크고 고정되어 있다. 건선이 오래 전에 발생했으며 악화, 호전이 반복되고 기존의 치료법으로는 효과가 없다. 이외에도 특히 땀 배출 문제가 있으며, 겨울에 심하고 여름에 덜하며, 피로, 과로, 질병, 감기 후에 악화되는 등의 변화가 크다. 평소 기운이 없고 숨이 차며 추위를 타고 손발이 차며 식욕이 적고 대변이 묽다. 전신형, 반괴상, 건선 관절염, 농포 건선, 얼굴, 두피, 생식기, 항문 부위, 겨드랑이에 발생한 건선이 해당된다. 이외에도 유전성, 심혈관 질환, 당뇨병이 있다.

(2) 여러 요인으로 생긴 건선

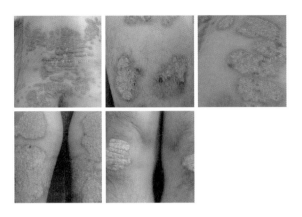

(3) 치료 효과

치료율은 78~98%이고 치료 기간은 최소 1개월 이상이다. 197명 치료 후 1년 동안 추적한 결과 원래 상태로 되돌아간 경우는 거의 없었으며, 건선이 악화되는 겨울에도 큰 변화는 없었다. 치료 중이나 이후 간, 신장의 이상은 없었다.

(4) 치료 사례

환자 A

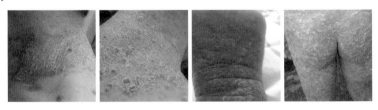

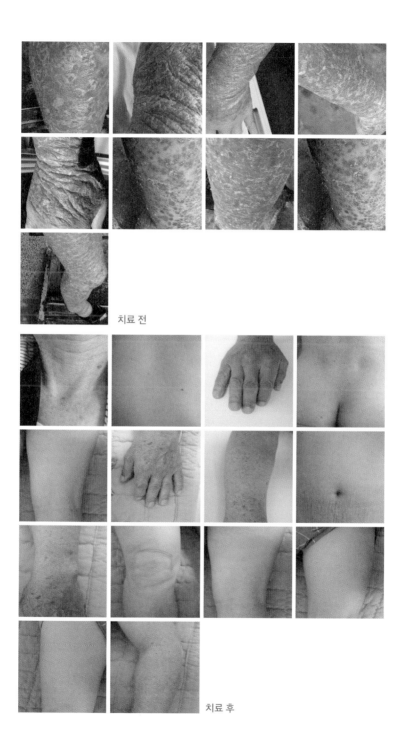

치료 전

치료 후

환자 B

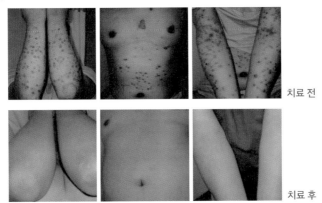

치료 전

치료 후

환자 C

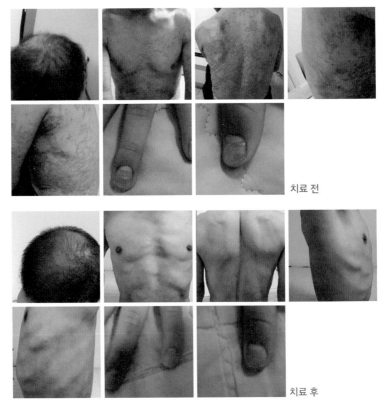

치료 전

치료 후

2

외용 한약 치료

외용 한약 치료는 한약을 달여 물약(탕약)이나 고(膏)를 만들어 건선 부위에 바르거나 씻고, 담그고, 쬐는(훈증) 것을 말한다. 특히 얼굴, 목, 손의 노출 부위에 매일 2, 3회씩 사용하며, 건선 치료의 보조요법이다. 대부분은 한약 복용과 병행한다. 특히 노출 부위의 건선 치료 효과를 앞당긴다. 처방으로는 자운고(紫雲膏), 황련생기고(黃連生氣膏), 양혈윤부탕(凉血潤膚湯), 윤조외세방(潤燥外洗方), 계지복령외세방(桂枝茯苓外洗方), 마황탕외세방(麻黃湯外洗方), 윤조연긴외세방(潤燥軟緊外洗方), 고삼련황감외세방(苦三聯黃甘外洗方), 외세치삼출방(外洗治滲出方), 삼황세방(三黃洗方), 두부외용산결방(頭部外用散結方)이 있다.

3

침 치료

침 치료는 건선 치료의 보조요법으로 사용한다. 침은 몸의 기혈순환을 도와 환자의 건강을 증진시키고 질병을 치료하는 데 도움이 된다. 침 치료는 대부분 한약 복용, 외용과 병행한다. 침은 체침, 이침, 매화침이 있다.

● 체침(體鍼)

대추, 곡지, 합곡, 혈해, 삼음교, 도도, 견갑, 간수, 비수 혈에 사법(瀉法)으로 침을 놓고 20~30분간 유지한다. 매일 또는 격일로 1회 실시한다.

● 이침(耳鍼)

신문, 비, 폐, 피질하, 내분비, 교감 혈에 매일 1회 매침(埋針) 또는 압두(壓豆)를 사용하고 양쪽 귀에 교대로 시술한다.

● 매화침(梅花鍼)

환부를 소독하고 매화침으로 병소 바깥부터 안쪽으로 약하게 시작해서 점점 세게 두드린다. 매일 1회 피부가 붉어질 때까지 반복해서 실시한다. 10회를 1세트로 하고 치료를 더 받아야 할 경우에는 1주일 쉬었다가 한다.

4

기타

이외에도 심리치료, 음식영양요법, 운동요법, 호흡법, 수면요법, 한약광화학치료, 한증요법, 햇볕요법이 있다.

9

건선의
의학상식

현재 건선은 난치성·불치성 질병으로 분류되는데 그 이유는 한번 발병하면 장기간 또는 죽을 때까지 갖고 갈 수 있기 때문이다. 건선의 이러한 특성 때문에 건선이 생기면 상당수 환자나 가족은 공포, 불안감이나 우울증이 심하며 삶의 질이 크게 저하된다. 또한 건선 자체로 인한 문제뿐만 아니라 여러 암이나 뇌졸중, 심근경색 등 심혈관 질환의 동반 발생이 증가한다. 따라서 건선 발병으로 인한 육체적, 정신적, 심리적 측면의 부정적인 영향을 최소화하거나 빠른 치료로 건선의 고통에서 벗어나는 것은 매우 중요하다. 건선에서 빠르고 완전하게 벗어나려면 우선 올바른 치료와 관리가 필요하지만 평소에 본인이나 가족의 적극적인 대처 노력도 매우 중요하다. 이를 위해서는 건선이라는 병의 의학적 특성을 명확히 알아야 한다. 제대로 알고 대처하면 건선에서 벗어날 수 있다.

● 전염되지 않는다.

건선은 염증성 질병의 특성이 있다. 일반인들은 피부 증상 때문에 건선 환자와 접촉하면 옮을 수 있다고 여겨 꺼려하는 경우가 있지만 이것은 전혀 사실이 아니다. 농포 건선조차도 균이 없어 감염성이 없다. 다만 습한 지하의 건선이 발생할 수 있는 곳에 거주하거나 그런 곳에서 일하는 일부 환자 가족이나 직장동료들에게 공동으로 생길 수 있다. 이것은 감염으로 발생된 게 아니라 건선이 발생할 수 있는 공동 원인에 노출된 결과이다.

● 암의 위험성이 있다.

건선은 피부 각질세포가 정상인에 비해 8배 정도 빨리 증식하는 병이다. 암의 특성이 있다는 것이다. 그러나 세포 자체가 악성 종양처럼 스스로 증식하거나 기형적으로 변하는 것은 아니다. 따라서 건선 자체가 종양이 아니기 때문에 암으로 변하지는 않는다. 하지만 건선 환자는 위암, 케라틴세포종양, 백혈병 등의 발병률이 높다.

● 건선 발생은 특정 나이와 관련이 있다.

건선 환자는 나이가 가장 어린 경우가 생후 8일, 가장 많은 경우가 108세로 건선은 모든 나이에서 발생한다. 건선 환자의 평균 발병 연령은 27세이며 최대 발생기는 사춘기이고 다음은 갱년기이다. 환자의 50%가 30세 이전에 발병했고 20~50세 환자가 가장 많았다. 30세 이전에 일찍 발병한 환자는 가족력이 있으며, 건선 상태가 심각하고 광범위하며, 건선 중 물방울 건선, 손발톱 건선이 많으며, 급성이고 쉽게 재발되었다. 반면에 30세 이후에 발병한 건선은 병세가 비교적 약하고,

분명한 원인이 있으며, 국소 농포 건선인 것으로 나타났다. 건선 발병은 청소년, 청년, 중장년층이 많고 소아, 노인층은 적은 특성이 있어 연령별로 차이가 컸으며, 발병 연령에 따라 건선의 상태도 크게 달랐다.

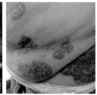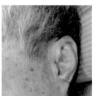

노인 건선

● 계절과 큰 상관성이 있다.

건선은 날씨가 덥고 따뜻해지면 호전되고, 추워지거나 건조하면 악화되거나 재발하는 경우가 많다. 건선 환자가 여름에 해변에서 해수욕이나 선탠을 하면 건선이 사라지는 경우도 많다. 이처럼 건선 상태는 계절 변화와 큰 관련이 있다. 건선은 봄, 여름, 겨울, 가을 순으로 발병하는 반면에 증상의 악화는 겨울, 봄, 가을, 여름 순으로 나타났다. 일부 환자는 이러한 계절성과 전혀 상관없거나 오히려 반대인 경우도 있다. 이와 같은 계절성은 기온, 기후, 햇빛 양, 자외선 양과 관련이 있으며, 이외에도 덥고 습한 날씨로 인한 땀 배출량, 비타민 D의 합성량과 관련이 있다.

● 세계적 관심사인 질병이다.

건선은 뇌졸중과 더불어 환자의 삶의 질을 가장 저하시키는 병이다. 피부 전체에 생기는 붉은 반점과 염증, 계속 피부에서 떨어져 주변에 쌓이는 하얀 비듬이나 딱지는 자신이나 가족 또는 주변인들에게 큰 고통이다. 특히 노출 부위에 생기는 건선 증상으로 인한 타인의 곱지 않은 시선과 편견, 접촉을 피하는 행동과 태도는 집 안팎으로 정상적인 생활을 어렵게 한다. 이와 같은 건선은 전 세계 모든 국민, 인종에서 발생한다. 이러한 건선의 고통에 공동으로 대처하고 해결하고자 "국제건선협회"가 발족되었으며 매년 10월 29일을 "세계 건선의 날"로 정했다.

● 대부분의 환자는 전신형, 중증이다.

건선은 확실하고 근본적인 치료법이 없다 보니 호전과 악화를 반복하게 된다. 이 과정에서 치료 방법과 약물의 부작용으로 건선의 형태가 변하거나 건강에 이상이 발생한다. 건선은 대부분 전신형이며 중증이다. 이 중 중증 건선인 전신 건선, 농포 건선, 홍피 건선, 건선 관절염을 가진 환자가 줄지 않고 오히려 증가 추세에 있다. 장기간의 건선으로 인해 고통이 심해져 육체적, 정신적 질병이 생기거나 악화되고 건선 또한 더 심각한 상황으로 진행된다. 건선 이환 기간이 길어질수록 건강은 더 안 좋아지고 건선 증상도 더 심해진다.

● 한의학(중의학) 치료를 권장하는 질환이다.

질병 중에는 서양의학으로 치료하면 효과가 더 좋은 질병이 있고, 한의학으로 치료하면 효과가 더 좋은 질병이 있으며, 서양의학과 한의학으로 동시에 치료하면 효과가 더 좋은 질병이 있다. 서양의학 우선, 한의학 우선, 서양의학과 한의학 동시 치료 우선으로 구분하여 각 질병을 치료한다면 환자들에게 좋다. 중국에서는 질병에 따라 서의(서양의학) 우선, 중의(중의학) 우선, 중서의 결합(서양의학과 중의학) 우선으로 구분하는 정책을 실시하고 있다. 건선은 한의학(중의학) 치료를 권장하는 질병이다.

● 주요 발생 부위가 따로 있다.

대체로 건선은 초기에는 피부의 한두 곳에서 발생하지만 시간이 지나면서 대부분이 전신에 걸쳐 발생한다. 그러나 주요 발생 부위는 머릿속(두피), 손발가락 및 손발바닥, 몸통, 팔꿈치, 항문, 무릎, 생식기이다.

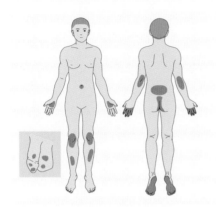

건선의 주요 발생 부위

● 몇 가지 특이 현상이 있다.

■ 피부섬

홍피 건선은 전신에 걸쳐 온몸이 빨갛고 비늘이 덮여 있다. 보통 피부 면적의 90% 이상에서 증상이 나타나는데, 정상 피부와 경계가 분명하여 건선으로 인한 피부 손상의 특징을 관찰할 수 있는 곳을 피부섬(건선이 없는 정상 피부)이라고 한다.

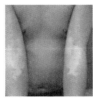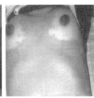

홍피 건선의 피부섬

■ 쾨브너 현상(Koebner Phenomenon)

정상 피부가 손상을 받으면 그곳에 원래 있는 질병(건선)과 동일한 질병이 나타나는 현상이다. 주로 피부 외상 및 수술 부위, 주사 맞은 곳, 선탠 부위, 긁히고 상처난 곳에 나타나며 인공건선이라고도 한다. 이러한 쾨브너 현상은 건선 진행기(확산기)에 나타난다.

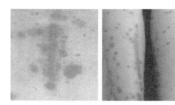
쾨브너 현상으로 나타난 건선

■ 역쾨브너 현상(Reverse Koebner Phenomenon)

쾨브너 현상의 반대로 건선이 발생한 곳이 손상된 뒤에 오히려 건선이 없어지는 것을 말한다. 전기소작술, 박피술, 냉동치료, 레이저 치료로 피부를 자극하면 건선이 없어진다.

■ 반동 현상

자외선, 스테로이드 등의 약물 치료를 하면 본래의 건선 증상이 피부 밑으로 가라앉는데, 치료를 중단하면 며칠 후에 잠복된 건선이 피부 위로 심하게 올라오는 현상을 말한다.

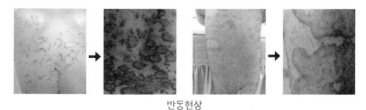
반동현상

■ 광과민성 건선

'광감성 건선'이라고도 하는데 강한 햇볕으로 건선이 발생하고 심해지는 현상이다. 대부분의 건선은 햇볕이 강한 여름철에 호전되거나 낫기도 하지만 겨울에 재발하거나 악화된다. 그러나 일부 건선은 반대로 겨울에 호전되고 여름에 오히려 심해지거나 재발한다. 이러한 현상은 강한 햇볕이나 자외선으로 인해 피부가 과민 반응을 일으킨 결과로 발생한다.

● PASI(Psoriasis Area Severity Index) 평가

건선의 침범 범위와 병변 상태에 따라 분류하는 지표로 전 세계적으로 널리 사용하며 치료 전후 비교를 하는 데도 사용한다. 건선의 범위(area)는 전체 피부를 두부(head, H)는 10%, 몸통(trunk, T)은 30%, 팔(arm, A)은 20%, 다리(leg, L)는 40%로 배분한 뒤에(가중치) 각 부위별로 건선의 침범 범위에 따라 10%는 1, 10~30%는 2, 30~50%는 3, 50~70%는 4, 70~90%는 5, 90~100%는 6점을 부여한다. 건선의 중한 정도(severity)는 각 부위별로 홍반(erythema, E), 인설(desquamation, D), 건선의 두께 또는 침윤도(infiltration, I)를 각 정도에 따라 0은 없는 경우, 1은 가벼운 정도, 2는 중등도, 3은 심한 정도, 4는 극심한 정도로 나누어 판정한다. 이것을 머리, 몸통, 팔, 다리별로 합한 다음 각 부위별 침범 범위 점수 및 가중치를 곱해 합한 것을 PASI 점수라고 한다. 가장 심한 경우는 최대 72가 된다. PASI 점수는 건선의 범위와 병변 상태를 고려하여 평가하는 좋은 방법이다.

● 내과 질병과 관련이 있다.

　대사성 질환인 당뇨병, 심혈관 질환인 심근경색, 뇌졸중은 건선 환자들에서 주로 나타나는 동반 질병이다. 이러한 질병의 발생 위험과 건선은 서로 밀접한 관련이 있다. 대사성 질환과 심혈관 질환의 위험 요인은 흡연, 과도한 음주, 고혈압, 고지혈증, 비만, 인슐린 저항성 당뇨병인데 건선의 위험 요인도 같다. 건선이 악화되거나 낫지 않고 장기간 유지되면 이들 질환도 동시에 악화될 수 있어 건선은 초기에 치료하는 것이 좋다.

● 심상성 건선이 非심상성 건선으로 변화한다.

　상당수의 비심상성 건선(홍피 건선, 농포 건선, 건선 관절염)은 심상성 건선이 변화된 결과이다. 심상성 건선이 발생하여 상당한 기간이 지나고 치료 약물, 체질, 건강 상태가 변화하면서 비심상성 건선으로 바뀐다. 따라서 약물과 치료 방법을 선택할 때 매우 신중할 필요가 있다.

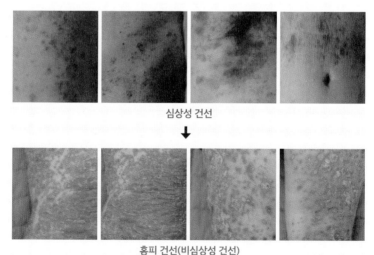

심상성 건선

↓

홍피 건선(비심상성 건선)

심상성 건선이 홍피 건선으로 변화된 예

● 건선 이외의 피부병이 동반된다.

　대부분의 건선 환자는 건선 하나의 피부병만 갖고 있지만 일부 환자
는 일반 습진, 아토피피부염, 지루피부염, 무좀을 동시에 갖고 있다.

● 스테로이드 호르몬, 자외선 치료는 진료지침서를 따른다.

　건선 치료 시 복용하고 바르는 스테로이드, 자외선, NB-UVB가 주로
사용된다. 이들 치료법은 환자에 따라 매우 유용하기도 하지만 치료 부
작용과 후유증이 크다. 상당수의 건선 환자들은 치료 약물의 부작용과
독성으로 고생하고 크게 후회한다. 반드시 피부과학회가 권장하거나
교과서에 제시된 치료지침서를 따라 치료받아야 한다.

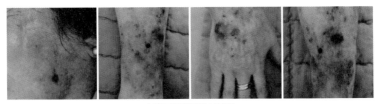

스테로이드제의 부작용

● 독(毒)으로 발생하지 않는다.

　현재 건선은 유전자, 면역 이상, 호르몬 분비 이상, 세균 감염, 스트레
스, 각질형성세포 분화 이상, 미세혈류 변화, 몸의 질병, 땀 배출 장애,
氣血순환 장애, 일부 환자는 장기간 약물 복용으로 발생한다. 일반적으
로 독은 양약, 한약, 화학물질, 환경 오염물질 같은 외부물질(xenobitics)
로 정의한다. 이러한 정의에 근거할 때 일부에서 주장하는 건선은 독으
로 발생하며 해독요법으로 치료한다는 것은 사실과 다르다. 독으로 발
생하는 경우는 일부 환자에게만 해당된다.

● 4주 동안의 세척기간(washout period)이 필요하다.

　사용 중인 치료 약물이 몸 밖으로 빠져나가 건선이 치료 전인 원래 증상으로 돌아오고 몸이 원래의 상태로 되돌아오는 기간을 세척기간이라고 한다. 세척기간은 매우 중요하다. 그동안 사용된 치료약의 성분이 몸 밖으로 빠져나가 몸에 미치는 영향이 없어져 이전의 치료 영향에서 벗어난 것을 의미하기 때문이다. 사용된 각 약물이나 치료법은 세척기간이 다르지만 치료를 중단한 후 4주 동안 아무런 치료를 하지 않으면 남아 있는 약물 성분이 몸 밖으로 모두 배출된다.

● 발병 전의 징조가 있다.

　'발병 신호', '전조 증상'이라고 하며 건선이 본격적으로 발생하기 바로 전이나 초기의 반응을 말한다. 예를 들어 감염으로 발생하면 20세 이하의 청소년이 대다수로 인후부 감염이나 감기, 발열, 인후통, 건조 증상과 더불어 전신이나 국소에 작은 붉은 반점, 약한 가려움이 일주일 정도 유지된다. 이러한 상태가 2, 3번 반복되면서 건선 증상이 심해진다.

　정신적 문제로 인한 건선의 발병은 주로 중노년이 많은데 대부분이 가족 사망, 사업 실패, 실업으로 과도한 스트레스가 있을 때 두피 건선, 갑작스런 물방울 모양 또는 반괴상 건선이 발생한다. 거주 지역, 기후, 환경 요인으로 발생하는 경우는 겨울철이 되거나, 습한 곳에서 일하거나 생활하고 물에 젖은 옷을 입거나, 또는 건조한 날씨로 피부가 건조하고 가렵게 된 후 건선 증상이 나타난다. 더 춥거나 더 건조한 경우에 건선 증상은 더욱 심해진다. 특히 가족력, 자가면역질환이 있어 건선 발생 위험성이 높은 사람은 감염, 스트레스, 약물 복용, 환경 요인의 작용으로 두피와 일부 피부의 가려움, 가려움 뒤 출혈반점이 발생한다.

● 서양의학 치료법은

주요 치료법은 NB-UVB, 광화학요법, 비타민 D, A 유도체, Anthralin, 스테로이드 약물을 사용하는 국소(외용) 및 전신(복용)요법, 생물학적 제제가 있다. 이외에도 기후, 온열, 투석, 항암제 투여 방법이 있다. 이들 치료법을 단독, 복합(칵테일 요법), 순환, 순차로 사용한다.

● 피부를 손상시키지 않는 치료를 하는 게 좋다.

현재의 치료법은 피부를 직간접적으로 많이 손상시킨다. 스테로이드는 피부 미세혈관을 약하게 하고 광선 및 광화학요법은 피부 화상과 조직 변화를 일으킨다. 특히 피부 상태나 조직이 비정상적으로 변하여 보기에 안 좋거나 건선 치료 효과를 크게 떨어뜨릴 수 있다. 환자의 건강을 악화시키고 피부를 손상시키는 치료법은 피해야 한다.

● 건선의 진행 단계

모든 건선은 진행기, 안정기, 쇠퇴기의 단계가 있는데 최근 2개월의 상태를 기준으로 한다.

■ 진행기

확장기라고도 하며 최근 2개월 전부터 건선이 갑작스럽게 발생하고 증상이 심해지면서 피부에 선홍색과 염증이 두드러지게 나타나며 주위가 붉어진다. 긁으면 점 모양의 출혈이 있고 단일 면적은 작지만 개수는 많다.

■ 안정기

유지기라고도 하는데 건선의 진행이 정지되며 새로운 발진이 나타나지 않고 전과 동일한 안정 상태가 유지된다.

■ 쇠퇴기

호전기라고도 하는데 원래 있던 발진이 점점 사라지며 비늘이나 딱지가 얇아지고 작아지며 파괴되거나 사라진다. 둘레부터 점점 없어지고 넓은 건선이 여러 개로 작게 또는 가닥가닥 나누어진다. 또는 중심부터 사라지거나 고리나 반고리 모양을 형성하기도 한다. 피부 증상이 완화된 곳은 탈색소로 인해 백색 반점이나 색소 침착으로 갈색 반점이 생기기도 한다.

10

건선과
구별질환

건선은 크게 심상성 건선, 비심상성 건선인 홍피 건선, 농포 건선, 건선 관절염으로 구분하지만 증상과 특성은 서로 다르다. 또한 심상성 건선도 형태, 발생 부위, 경과, 특이형을 기준으로 세분하는데, 환자마다 이환 기간, 치료 방법, 체질, 건강 상태에 따라 서로 큰 차이가 있다. 이러한 건선의 특성 때문에 건선을 정확하게 진단하는 것도 쉽지 않다. 실제 임상에서 잘못 진단되는 경우도 많다.

1) 심상성 건선과 구별해야 하는 질병

두피 건선, 얼굴 건선, 가슴 건선은 지루피부염, 장미색비강진과, 물방울 건선
은 유건선, 매독, 홍반성 낭창, 편평태선과, 손발톱 건선은 손발톱 무좀, 피부
손상 부위의 이상각화증 등이다.

2) 건선 관절염과 구별해야 하는 질병

류마티스 관절염, 강직성 척추염, 퇴행성 관절염, Rieter 증후군, 통풍성 관절
염이다.

3) 농포 건선과 구별해야 하는 질병

급성 범발성 발산형 농포성 지속성 선단피부염, 유아 선단농피증, 농포성 이
상각화증이다.

4) 홍피 건선과 구별해야 하는 질병

아토피 피부염, 모공성 모발 홍색비강진, 약물성 홍피증, 특발성 홍피증, 포진
성 농포증, T세포 림프종, 선천성 어린선이다.

11

건선의
권장 및 주의사항

건선 환자나 가족은 피부과나 한의원에서 열심히 치료만 하면 된다고 생각한다. 그러

나 평소 건선과 관련된 권장사항, 주의사항을 잘 지키면 더 치료율을 높이고, 더 빠른

효과를 얻을 뿐 아니라 치료 후 재발 방지와 예방에 큰 도움이 된다. 따라서 권장사항

과 주의사항을 알고 실천하는 것은 건선의 빠른 치료와 재발 방지에 매우 중요하다.

권장사항

● 감염 방지가 중요하다.

세균에 감염되면 건선이 발생하고 재발하거나 악화된다. 이러한 세균은 몸 안의 T림프구를 활성화해서 다양한 사이토카인(cytokine)을 만들어 혈관내피세포와 각질형성세포에 작용하고 염증반응을 촉진하기 때문이다.

● 음식을 골고루 섭취한다.

건선은 피부 미세혈액순환과 관련이 있다. 건선으로 미세혈류와 혈액의 흐름이 변하고, 모세혈관 고리가 휘어지며, 혈관이 확장되고 혈류가 흐려지며, 혈액과 혈장의 점성, 섬유단백질 함량이 증가한다. 또한 혈액 중 지질이상 비율이 일반인보다 높고 건선의 부위가 넓거나 진행기일 때 혈액 중 지방 수치가 높다. 이외에도 건선 환자는 고혈압, 관상동맥질환에 걸릴 확률이 정상인보다 높다. 따라서 식습관은 건선 발생,

악화와 연관성이 깊다. 건선 환자는 모든 음식을 골고루 섭취하되 지방 섭취를 줄이고 단백질, 탄수화물, 견과류, 무기질, 어류와 해산물을 더 섭취하면 좋다. 이외에도 몸을 따뜻하게 하는 새우, 양고기, 소고기, 채소류, 고추, 마늘, 파를 즐겨 먹어도 된다. 그러나 돼지고기, 맥주, 수박, 녹두, 차는 몸을 차게 하기 때문에 삼가야 한다.

● 햇볕을 많이 쬔다.

여름철에 건선이 호전되는 것은 햇볕 속의 자외선 때문이다. 햇볕을 쬐면 자연적으로 체내 비타민 D도 증가하여 여러모로 건강과 피부에 좋다. 건선 환자는 여름철에 해수욕이나 일광욕을 하고 평소 옷을 얇게 입으며 반팔과 반바지 옷을 입는 것도 좋다. 햇볕이 적은 겨울에는 햇볕이 많은 나라로 여행을 하는 것도 필요하다. 다만 햇볕을 쬐면 피부 발진이 발생하는 광과민 증상의 알레르기 반응이 있는 환자나 레티노이드제 약물을 복용하는 환자는 피해야 한다. 또한 자외선은 건선 치료에 도움이 되지만 너무 과도하게 쬐이면 피부 화상으로 붓고 아프며 물집이 생기고 두통, 오한, 발열의 증상이 나타나거나 피부암이 발생할 수 있다. 따라서 적정량을 쬐거나, 쬐는 시간을 조금씩 늘려가는 게 필요하다.

● 반드시 땀을 배출한다.

건선 환자는 땀 배출에 큰 문제가 있다. 평소에 건선 환자의 정상 피부에 땀 배출이 비정상인 경우가 52%였고 정상은 40%뿐이었다. 특히 건선이 발생한 부위에서는 모든 환자에서 땀 배출에 문제가 있었다. 피부 염증으로 땀구멍이 모두 막혀버린 결과이다. 이러한 결과로 건선 치료에서 땀 배출을 정상으로 하느냐는 치료 효과를 결정하는 중요 요소가 된다. 실제로 땀 배출을 촉진하는 한약을 사용한 결과 땀 배출이 정상화되면서 건선이 치료된다. 땀은 단순한 물이 아니고 인체의 전체적인 생리대사 기능과 밀접한 관련이 있다. 땀 배출이 안 되면 인체 밖으로 배출되어야 할 노폐물이 인체 내에 쌓이게 되어 건선을 발생시키거나 악화시킨다.

● 몸을 따뜻하게 한다.

상당수 건선 환자는 추위를 타거나 아랫배나 손발이 차며 추위를 탄다. 이외에도 여름에는 호전되고 겨울에는 악화되는 건선의 특징은 몸이 햇빛, 온도 등 외부 환경의 영향을 받은 결과이다. 평상시에 옷을 두껍게 입으며 이불을 두껍게 덮고 몸을 따뜻하게 유지하는 것이 좋다.

● 강도 있는 운동을 꾸준히 한다.

운동은 건강 증진, 질병 예방 및 치료에 도움이 된다. 운동 습관을 갖는 것은 건강 유지와 질병 예방에 필수 요소이다. 특히 건선의 예방과 치료에 중요하다. 운동은 신체의 기혈순환을 개선하여 땀 배출을 촉진하고 몸을 따뜻하게 한다. 건선 환자가 운동을 해야 하는 이유는 건강 증진 및 유지에도 도움이 되지만 더 중요한 것은 땀 배출과 몸의 따뜻함을 위해서이다. 따라서 강도 있는 운동을 통해 땀이 나고 기혈순환이 잘되어 몸이 따뜻하고 열이 나면 건선 치료에 큰 도움이 된다.

● 마사지나 안마가 좋다.

마사지나 안마는 몸의 신진대사와 생리 기능을 촉진하고 개선하며 기혈순환을 원활하게 한다. 또한 신경계통의 흥분으로 조화를 강화하여 건선 치료에 도움이 된다. 엄지손가락이나 손바닥으로 몸을 문지르거나 압박하여 힘껏 누르면서 밀면 된다.

● 자존감과 자신감 유지가 중요하다.

건선 환자는 불안감, 타인의 편견과 시선 등으로 인해 삶이 총체적으로 압박당하며 고립된다. 이것들은 여느 질병보다 정상적인 가정생활이나 사회생활을 어렵게 해서 삶의 질을 크게 저하시킨다. 이와 같은 문제를 최소화하기 위해서 환자는 자존감과 자신감을 가져야 한다. 건선으로 인한 부담과 스트레스를 최소화하는 중요한 요소이다.

● 건선 공부를 한다.

건선에 대해 알수록 환자나 가족에게 이익이다. 일상생활에서 더 해야 할 것, 피해야 할 것을 지킬 수 있고 좀 더 나은 치료법을 선택할 수 있다. 또한 치료 후에도 재발을 최소화할 수 있다. 일상생활이나 치료 시에 좀 더 올바르고 적절한 대응과 대처를 위해서나 피해를 최소화하기 위해서도 건선 공부가 필요하다. 아는 것이 큰 힘이다.

● 피부 보호와 관리가 필요하다.

건선은 전신에 걸쳐 붉은 반점, 구진, 인설이나 딱지가 과도하게 발생하며, 이외에도 전신 피부에 홍피, 농포가 나타난다. 평소에 피부 관리를 자칫 잘못하면 건선 증상을 더욱 악화시킬 수 있기 때문에 올바른 피부 보호, 관리와 주의가 필요하다.

■ 자주 씻는다.
- 매일 1~2회, 20~40분 정도의 샤워를 한다.
- 씻을 때 몸을 물에 담그면 더 좋다.
- 이때 물의 온도는 매우 중요한데 따뜻하거나 조금 뜨겁다고 느끼는 35~39℃가 좋다. 다만 건선 상태에 따라 차이가 있어 심상성 건선의 진행기, 홍피 건선, 농포 건선인 경우에 피부에 자극을 주면 안 되기 때문에 약간 온도가 낮은 것이 좋다.
- 목욕 후 오일이나 크림 등의 보습제를 바르며, 물기를 닦은 지 3분 안에 바른다.

■ 목욕 시 주의사항
- 피부를 과도하게 긁거나 수건으로 때를 밀지 않는다.
- 과도하거나 피곤하지 않게 가볍게 한다.
- 식후 바로, 피로할 때, 배고플 때, 몸이 허약할 때는 피한다.
- 온천욕을 하면 좋다. 다만 온천물에는 다양한 미네랄이 포함되어 있고 물의 온도가 다르니 사전에 확인과 주의가 필요하다.
- 건선 환자는 피부 보호막이 손상되었기 때문에 피부 관리나 목욕 시에 각별한 주의가 요구된다.

● 필요 시에 비타민 D 보충제를 먹는다.
인체 내 비타민 D의 양은 건선과 상관관계가 있다. 비타민 D가 풍부

하면 건선이 호전되고 반대인 경우는 악화된다. 비타민 D는 낮에 햇볕을 쬐어 보충하는 게 가장 좋으나 직장일로 실내에 있게 되어 비타민 D의 양이 부족하다. 비타민 D의 양은 건선 치료와 관리에도 매우 중요하기 때문에 매일 조금이라도 햇볕을 쬐는 게 좋으나 직장을 다니거나 외부 활동이 적은 환자들은 비타민 D 보충제를 복용하는 것도 좋다.

● 충분한 수면이 필요하다.

건강에 유익한 생활습관 중 하나는 낮에 일하고 밤에 충분히 자는 것이다. 평소 너무 많이 자거나 너무 짧게 자는 것은 건강에 안 좋으며 매일 7~8시간 정도의 수면을 유지한다. 물론 수면 시간도 중요하지만 중간에 깨지 않고 깊이 자는 수면의 질도 중요하다. 수면은 지난 시간 쌓인 피로를 푸는 쉬는 시간이기도 하면서 내일 써야 할 에너지를 충전하는 시간이다.

● 체내 수분이 부족하지 않도록 한다.

물은 우리 몸의 주요 요소이기도 하며 인체의 기본적 생리 기능을 유지하고 건강을 증진하는 데 필수이다. 건선 환자는 건선으로 인한 염증으로 수분이 항상 부족하다. 평소 피부가 건조하고 가려우며 땀이 적은 것은 모두 수분 부족과 관련이 있다. 하루 2ℓ 이상의 충분한 물 섭취는 건선 환자가 지켜야 할 중요한 습관이다.

● 체질 및 면역 기능을 강화해야 한다.

건선은 감염, 신체 허약, 땀 배출 문제, 기혈순환장애 등의 많은 요소가 관여하는 매우 복잡한 질병이다. 평소 건강 증진을 위해 꾸준한 종합적인 노력이 필요하다. 이를 위해 즐겁고 긍정적인 생활습관, 규칙적인 생활, 충분한 수면, 음식의 고른 섭취, 적극적이고 자신감 있는 사회생활을 통해 면역 기능을 강화해야 한다.

● 유산균을 먹는다.

  프로바이오틱스(probiotics), 요구르트나 김치 등 발효 음식은 유산균이 많다. 유산균은 면역체계에 큰 도움이 된다. 우리 몸의 면역신경 중 70%가 장 내에 있고 건선은 면역계 이상으로 발병하기 때문이다. 실제로 최근 연구에 의하면 유산균은 건선의 증상 완화와 호전에 도움이 되는 것으로 알려지고 있다.

2

주의사항

● 감기를 예방한다.

건선을 잘 관리하기 위해서는 특히 평소 열감기나 독감의 예방이 중요하다. 상당수는 감기 후 건선이 발병하거나 기존 환자가 감기로 건선이 재발하거나 악화되기 때문이다. 감기의 예방을 위해 음식을 조절하고 과로 및 스트레스를 피하며 충분한 수면을 취하고 규칙적인 운동을 하는 등의 적극적인 생활습관을 유지한다.

● 감기 치료 시 주의가 필요하다.

감기에 걸린 후 치료를 잘해야 한다. 그동안 감기 자체가 건선을 발생시키고 재발시키는 것으로 알려져 왔다. 그러나 최근 연구에 의하면 잘못 알려진 것으로 밝혀졌다. 감기가 아니라 감기 치료를 위해 사용하는 해열제, 항생제, 소염제가 건선을 발생시킬 수도 있고 악화시키기도 한다. 따라서 건선 위험성이 높거나 건선을 이전에 앓았던 사람이나 현재 건선 환자는 감기 치료에 주의가 필요하다. 감기에 걸리면 휴식이나 자연 치료가 되도록 하거나, 감기에 효과가 있는 음식을 섭취하거나, 운동을 하는 것이 좋다.

● 금연해야 한다.

흡연은 호흡기 감염을 초래하고 각종 염증을 유발하여 건선 발생과 재발의 주요 원인이다. 실제 연구 결과에서도 건선 환자의 37%가 흡연 자이며, 매일 20개피 이상 피우는 환자와 10개피 이하 피우는 환자를 비교했을 때 건선의 심각도가 2배 차이나는 것으로 나타났다. 흡연은 건선 발병, 재발 빈도, 심각도와 밀접한 연관이 있는 것으로 밝혀지고 있다.

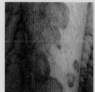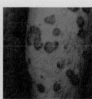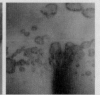

장기간 흡연자의 건선

● 음주를 삼간다.

음주는 여러 질병을 발생 및 악화시킨다. 건선과 관련해서는 혈관을 확장시키고 투과성을 높여 호중구의 이동에 유리한 환경을 조성해서 각질세포의 과도한 증식, 호중구의 침윤, 진피 혈관의 비정상적인 확장을 초래하여 건선을 악화시킨다. 실제로 술을 마시는 사람이 술을 마시지 않는 사람에 비해 건선 발생 비율이 높았으며, 또한 음주의 횟수와 양이 많을수록 건선의 정도도 심각하였다.

음주는 몸에 염증을 발생시키거나 염증반응을 높여 표피세포를 증식하게 해서 건선을 재발, 악화시킬 수 있기 때문에 반드시 절제가 필요하다. 다만 음주를 할 수밖에 없다면 맥주보다는 소주, 양주, 과일주 등의 몸을 따뜻하게 하고 열을 내게 하는 소량 음주는 가능하다.

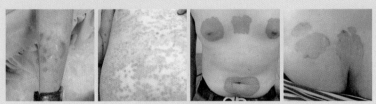

과도한 음주로 악화된 건선

● 불필요한 약물 복용을 삼간다.

일부 약물은 건선을 발생시키거나 악화시킨다. 혈압약, 당뇨약 등의 반드시 복용해야 하는 약물을 제외하고는 불필요한 약물은 복용하지 않는 것이 좋다. 인체는 약물을 독성물질과 같이 인체의 생리 기능을 망가트리는 해로운 물질로 여긴다. 인체내로 들어온 약물은 대사하는 과정에서 건선을 발생, 악화시킬 수 있다.

● 습한 곳을 피한다.

습기는 건선을 발생, 악화시킨다. 일하는 곳이나 거처하는 곳이 습하거나 비에 젖은 옷을 오래 입은 후에 건선이 발생했다는 보고가 있다. 또한 습한 곳에 오래 있으면 감기나 감염성 질병에 쉽게 걸린다. 습한 곳이나 물에 젖은 옷을 피하고 가능한 건조한 곳에서 생활하는 것이 좋다.

참고 문헌

1. 단행본

◆ 서양의학
· 윤재일. 건선클리닉. 하누리. 2016
· 윤재일. 건선: 건선아트라스. 고려의학. 1996
· 이상봉. 일차진료매뉴얼. 바른의학연구소. 2019

◆ 한의학 및 중의학
· 이선동. 건선의 한방치료. 푸른솔. 1999
· 이선동, 이정석. 건선의 올바른 치료와 관리. 푸른솔. 2005
· 이선동, 이정석. 건선 바로알기. 대성의학사. 2014
· 박영배, 김태희. 辨證診斷學. 성보사. 1995
· 魏保生. 銀屑病. 중국의약과기출판사. 2016
· 張英棟. 談銀屑病根治. 산서과학기술출판사. 2015
· 張英棟. 銀屑病經方治療心法. 중국중의약출판사. 2012
· 吳大眞 외. 現代名中醫銀屑病治療絶枝. 과학기술문헌출판사.
· 方栩. 銀屑病. 중국의약과기출판사. 2009

· 施曼綺. 銀屑病 中西醫治療學. 중국의약과기출판사. 1995

· 楊志波, 龍小紅. 銀屑病中西醫特色治療. 人民軍醫出版社. 2011

· 魏雅川, 戶賀起. 銀屑病中西醫結合治療. 인민위생출판사. 2004

· 肖紅崩, 李碩, 李變洁. 皮膚病. 중국의약과기출판사.

· 海文琪. 順時養生. 中國輕工出版社. 2011

2. 논문

◆ 서양의학

· 윤재일, 조성진. 건선 환자 3,123명에 대한 임상적 연구: 서울대학교병원 피부과 건선 크리닉 20년간(1982-2002) 등록환자 3,123명에 대한 임상적 고찰. 대한피부과학회지. 2004

· 최효진, 이윤종, 박정진, 이정찬, 이은영, 이은봉, 백한주, 윤재일, 송영욱. 한국인 건선관절염 환자의 임상양상 및 성별에 따른 비교. 대한내과학회지. 2008

· 윤재일. 한국인의 건선. 대한피부과학회지. 2012

· 윤상웅. 건선치료에서의 최신 약물요법. 대한의사협회지. 2019

· 김경진, 이해웅, 최지호. 건선 환자에서 음주와 흡연이 건선에 미치는 영향. 대한피부과학회지. 2004

· 김원오, 윤상돈, 류영욱, 김성애. 영아기 판상 건선 1례. 대한피부과학회지. 2019

· 최정철, 양정훈, 장성은, 최지호. 건선에서 소양증과 nerve growth factor. 대한피부과학회지. 2005

· 이상원. 건선 관절염의 임상상과 진단. 대한내과학회지. 2013

· Yu Ri Woo, Dae Ho Cho, Hyun Jeong Park. Molecular mechanisms and management of a mutaneous inflammatory disorder: Psoriasis. International Journal of Molecular Sciences. 2017

· Whan B. Kim, Dana Jerome, Jensen Yeung. Diagnosis and management of psoriasis. Can Fam Physician. 2017

· Colin Lewis-Beck, Safiya Abouzaid, Lin Xie, Onur Baser, Edward Kim. Analysis of the relationship between psoriasis symptom severity and quality of life, work productivity, and activity impairment among patients with moderate-to-severe psoriasis using structural equation modeling. Patient Preference and Adherence. 2013

· Schmitt JM, Ford DE. Work limitations and productivity loss are associated with health-related quality of life but not with clinical severity in patients with psoriasis. Dermatology. 2006

· Lisa Wenyang Fu, Ronald Vender. Systemic role for vitamin D in the treatment of psoriasis and metabolic syndrome. Dermatology Research and Practice. 2011

· Ann Sophie Lønnberg, Lone Skov. Co-morbidity in psoriasis: Mechanisms and implications for treatment. Expert Review of Clinical Immunology. 2017

· Volpe, E.; Servant, N.; Zollinger, R.; Bogiatzi, S.I.; Hupé, P.; Barillot, E.; Soumelis, V. A critical function for transforming growth factor-β, interleukin 23 and proinflammatory cytokines in driving and modulating human TH-17 responses. Nat. Immunol. 2008

· Emma Guttman-Yassky, James G. Krueger, Mark G. Lebwohl. Systemic immune mechanisms in atopic dermatitis and psoriasis with implications for treatment. Experimental Dermatology. 2018

· Menter A, Korman NJ, Elmets CA, Feldman SR, Gelfand JM, Gordon KB, Lebwohl M, Koo JY, Beutner KR, Bhushan R. Guidelines of care for the management of psoriasis and psoriatic arthritis. Section 3. Guidelines of care for the management and treatment of psoriasis with topical therapies. J Am Acad Dermatol. 2009

· Mason AR, Mason J, Cork M, Dooley G, Edwards G. Topical treatments for chronic plaque psoriasis. Cochrane Database Syst Rev. 2009

· Tejaswi Mudigonda, Tushar S. Dabade, and Steven R. Feldman. A review of targeted ultraviolet B phototherapy for psoriasis. J Am Acad Dermatol. 2011

· K. Boswell, H. Cameron, J. West, C. Fleming, S. Ibbotson, R. Dawe, and J. Foerster. Narrowband ultraviolet B treatment for psoriasis is highly economical and causes significant savings in cost for topical treatments. British Journal of Dermatology. 2018

· Teo Soleymani, Tracy Hung, BS, and Jennifer Soung. The role of vitamin D in psoriasis: A Review. International Journal of Dermatology. 2015

· Mohammed Saleh Al-Dhubaibi. Association between vitamin D deficiency and psoriasis: An exploratory study. International Journal of Health Sciences. 2018

· Shita Dua, Kamal Aggarwal, Vijay K. Jain. Comparative evaluation of efficacy and safety of calcipotriol versus tacalcitol ointment, both in combination with NBUVB phototherapy in the treatment of stable plaque psoriasis. Photodermatol Photoimmunol Photomed. 2017

· Jörg Reichrath, Roman Saternus, Thomas Vogta. Challenge and perspective: The relevance of ultraviolet (UV) radiation and the vitamin D endocrine system (VDES) for psoriasis and other inflammatory skin diseases. The Royal Society of Chemistry and Owner Societies. 2017

· E. Sbidian, M. Mezzarobba, A. Weill, J. Coste, J. Rudant. Persistence of treatment with biologics for patients with psoriasis: A Real-World Analysis of 16,545 biologic-naïve patients from the French national health insurance database (SNIIRAM). Br J Dermatol. 2019

· Rajani Nalluri, Bavani Arun, Lesley E Rhodes. Photoaggravated hand and foot psoriasis. Photodermatology, Photoimmunology & Photomedicine. 2010

· Kim WB, Marinas JE, Qiang J, Shahbaz A, Greaves S, Yeung J. Adverse events resulting in withdrawal of biologic therapy for psoriasis in real-world clinical practice: A Canadian multicenter retrospective study. J Am Acad Dermatol. 2015

· Léa Trémezaygues, Jörg Reichrath. Vitamin D analogs in the treatment of psoriasis : Where are we standing and where will we be going?. Dermato-Endocrinology. 2011

· Sophie C. Weatherhead, Peter M. Farr, and Nicholas J. Reynolds. Spectral effects of UV on psoriasis. Photochem. Photobiol. Sci. 2013

· Aomar Ammar-Khodja, Ismail Benkaidali, Bakar Bouadjar, Amina Serradj,

Abdelhamid Titi, Hakima Benchikhi, Said Amal, Badreddine Hassam, Abdelhak Sekkat, Fatima Zahra Mernissi, Inçaf Mokhtar, Raouf Dahoui, Mohamed Denguezli, Nejib Doss, Hamida Turki. EPIMAG: International Cross-Sectional Epidemiological Psoriasis Study in the Maghreb. Dermatology. 2015

· Vinod Chandran, Siba P. Raychaudhuri. Geoepidemiology and environmental factors of psoriasis and psoriatic arthritis. Journal of Autoimmunity. 2010

· N. Balato. F, Ayala. M, Megna. A, Balato. C, Patruno. Climate change and skin. Gital Dermatol Venereol. 2013

· Hyuck Hoon Kwon, Sun Jae Na, Seoung Jin Jo, Jai Il Youn. Epidemiology and clinical features of pediatric psoriasis in tertiary referral psoriasis clinic. Journal of Dermatology. 2012

· E. Søyland, I. Heier, C. Rodrı́guez-Gallego, T.E. Mollnes, F.-E. Johansen, K. B. Holven, B. Halvorsen, P. Aukrust, F.L. Jahnsen, D. de la Rosa Carrillo, A.-L. Krogstad, and M.S. Nenseter. Sun exposure induces rapid immunological changes in skin and peripheral blood in patients with psoriasis. British Association of Dermatologists. 2011

· Ping Zhang, Mei X. Wu. A clinical review of phototherapy for psoriasis. Lasers Med Sci. 2018

· Jinrong Zeng, Shuaihantian Luo, Yumeng Huang, Qianjin Lu. Critical role of environmental factors in the pathogenesis of psoriasis. Journal of Dermatology. 2017

· Deng, Y.; Chang, C.; Lu, Q. The inflammatory response in psoriasis: A comprehensive review. Clin. Rev. Allergy Immunol. 2016

· John G. Hancox, Scott C. Sheridan, Steven R. Feldman, Alan B. Fleischer Jr. Seasonal variation of dermatologic disease in the USA: A study of office visits from 1990 to 1998. The International Society of Dermatology. 2004

· Adam J. Friedman. Seasonal variation of acne and psoriasis: A 3-year study using the Physician Global Assessment severity scale. J Am Acad Dermatol. 2015

· Adam R. Ford, Michael Siegel, Jerry Bagel, MS, Kelly M. Cordoro, Amit Garg, Alice Gottlieb, Lawrence J. Green, Johann E. Gudjonsson, John Koo, Mark Lebwohl, Wilson Liao, Arthur M. Mandelin II, Joseph A. Markenson, Nehal Mehta, Joseph F. Merola, Ronald Prussick, Caitriona Ryan, Sergio Schwartzman, Evan L. Siegel, Abby S. Van Voorhees, Jashin J. Wu, April W. Armstrong. Dietary Recommendations for Adults With Psoriasis or Psoriatic Arthritis From the Medical Board of the National Psoriasis Foundation: A Systematic Review. JAMA Dermatol. 2018

◆ 한의학 및 중의학

· 민들레, 장성진, 박은정. 當歸飮子加減方과 外治法을 병용한 小兒 乾癬 치험 1례. 대한한 방소아과학회지. 2012

· 유승민, 윤영희, 최인화, 손병국. 홍피성 건선 환자의 한방 치험 1례. 대한한의학회지. 2010

· 한수진, 송정모. 사상처방과 단식요법을 활용한 건선 치험 2례. 사상체질의학회지. 2010

· 蓝雨. 皮肤真菌感染与银屑病的相关性. 菌物学报. 2019

· 苗朝阳. 银屑病与心血管疾病的流行病学相关性. 实用皮肤病学杂志. 2018

· 张然. 银屑病与冠状动脉粥样硬化. 心血管病学进展. 2018

· 窦清惠. 乌鲁木齐市229例中老年寻常型银屑病患者骨代谢测定结果分析. 中国骨质疏松杂志. 2018

· 杨林. NB-UVB治疗前后银屑病皮损中HSPs家族表达的变化及其与炎症反应的相关性. 海南医学院学报. 2018

· 钟文波. 银屑病住院患者1604例共患疾病临床分析. 同济大学学报(医学版). 2018

· 余晓玲. 银屑病, 心血管疾病与脂肪因子. 中国医学科学院学报. 2018

· 宋翠豪. 银屑病与胰岛素抵抗关系研究进展. 中国皮肤性病学杂志. 2018

· 刘玉. 银屑病与代谢综合征相关性研究进展. 中国皮肤性病学杂志. 2018

· 韩玉. 银屑病患者甲损害的临床特征与严重程度及相关因素调查. 中国皮肤性病学杂志. 2018

· 向志. 银屑病患者血清IgE水平增高的Meta分析. 中国麻风皮肤病杂志. 2018

· 楼莹. 同时治疗银屑病及银屑病型关节炎的生物及小分子药物研究进展. 第二军医大

학학보. 2015

· 董亦秋, 瞿幸. 中医药治疗银屑病湿热证用药规律分析. 世界中医药. 2013

· 张春红, 张春敏, 杜锡贤, 魏国. 祛银汤对血热证银屑病的疗效观察. 世界中西医结合杂志. 2013

· 于晓飞, 吴秀艳, 徐雯洁, 王天芳, 张广中. 寻常型银屑病不同时期中医症状分布特点的现代文献研究. 天津中医药. 2013

· 姜桂仙, 崔炳南. 寻常型银屑病中医体质分布规律的横断面研究. 辽宁中医杂志. 2013

· 陈萍. 银屑病的中医辨证论治. 内蒙古中医药. 2013

· 李玲玉, 彭江云, 杨会军. 银屑病关节炎的中医治疗研究进展. 云南中医学院学报. 2013

· 赵凤珠, 孙占学. 银屑病患者的中医护理与中医疾病管理探析. 环球中医药. 2013

· 李一洋, 陈晴燕. 银屑病中医特色疗法. 辽宁中医药大学学报. 2013

· 欧阳晓勇, 杨瑾, 黄虹, 尹平. 云昆水榆汤治疗湿热蕴毒型银屑病476例. 中国中医药科技. 2013

· 李安海. 辨证治疗寻常型银屑病96例. 山东中医杂志. 2013

· 郭小青, 王李雯, 乔喜婷, 王江华, 王相东. 从"血热"辨治寻常型银屑病. 河南中医. 2013

· 曹玉举. 郭会卿教授治疗银屑病关节炎经验. 中医研究. 2013

· 施伟, 赵金胜, 杨梅. 凉血解毒汤治疗血热型银屑病45例. 中国中医药现代远程教育. 2013

· 林少健, 肖红丽, 付双杏, 李勇, 查旭山, 刘靖. 凉血疏肝方对银屑病患者心理状态的影响. 四川中医. 2013

· 黎珍娟, 李均梅, 郭美珍, 郝华明, 张俊英. 麻黄紫梅汤治疗寻常型银屑病60例临床观察. 河北中医. 2013

· 徐明. 清热凉血汤治疗寻常型银屑病血热证临床疗效观察. 辽宁中医药大学学报. 2013

· 李昌吉, 何凤玲. 祛风活血方治疗银屑病疗效观察. 中国医学文摘(皮肤科学). 2013

· 张博, 王思农. 王文春主任医师治疗血虚风燥型银屑病的经验总结. 中医药学报. 2013

· 杨素清, 谭杰军, 闫景东, 王甜甜. 王玉玺教授从"毒"论治银屑病经验介绍. 新中医. 2013

· 闫小兵, 魏跃钢. 寻常型银屑病从血论治研究进展. 山东中医药大学学报. 2013

· 于晓飞, 徐雯洁, 吴秀艳, 王天芳. 寻常型银屑病中医症状分布特点的现代文献研究. 上海中医药大学学报. 2013

· 王昊. 阎小萍教授银屑病关节炎中西医诊治思路. 中国中医急症. 2013

· 徐君瑶. 养血润燥消银方治疗寻常型银屑病静止期(血虚风燥型)50例临床观察. 现代诊断与治. 2013

· 姜春燕, 李元文, 谭勇, 赵宁, 蔡锋, 杨静, 郑光, 吕爱平. 银屑病证候分类及其血热证中药用药规律分析. 中国实验方剂学杂志. 2013

· 李一洋, 陈晴燕. 银屑病中医特色疗法. 辽宁中医药大学学报. 2013

· 王玉芝. 玉屏银屑方对湿热证型银屑病动物模型T淋巴细胞亚群的影响. 江西中医药. 2013

· 洪勇, 陈胜男, 黄蜀. 运用温阳法治疗红皮病型银屑病的证治体会. 四川中医. 2013

· 潘德田, 陆瑜, 洪洁, 蔡鹰. 中药治疗银屑病356例临床观察. 药学与临床研究. 2013

· 王松岩, 杨素清, 王玉玺. 中医药治疗银屑病的研究进展. 中医药信息. 2008

· 董亦秋, 瞿幸. 中医药治疗银屑病湿热证用药规律分析. 世界中医药. 2013

· 鲍旭. 滋燥养荣汤治疗寻常型银屑病中血虚风燥证的临床疗效观察. 中国实用医药. 2013

· 白彦萍, 杨顶权, 王煜明, 瞿幸, 李元文, 何静岩. 祛银颗粒治疗血热型银屑病疗效分析. 中国麻风皮肤病杂志. 2007

张丹莉, 史萍. 凉血消银合剂治疗血热型银屑病62例. 中国中医药科技. 2010

· 荊夏敏, 吴刚, 井宁. 活血消银汤治疗寻常型银屑病100例临床体会. CNKI. 2012

· 张英栋. 银屑病病机实质是郁. 中国中医药报. 2011

· 宋坪, 杨柳, 吴志奎, 邹忆怀, 王永炎. 从玄府理论新親角论治银屑病. Journal of Beijing University of Traditional Chinese Medicine. 2009

· 张英栋. "经方攻邪"法与银屑病治疗. CNKI.

· 卢传坚, 郭洁. 银屑病本虚标实本质探微. 中医杂志. 2016

· 唐钰秋, 唐景华. 温阳活血法疗银屑病252例临床报告. 2002

· 张英栋. 温法治疗银屑病. 中國中醫藥报. 2010

· 张英栋. 防治银屑病防治当温通阳气. 中國中医藥报. 2010

3. 건선 사진, 치료 전과 후의 사진

책에서 사용된 거의 모든 건선 사진, 모든 치료 전후 사진은 행파한의원(舊 영등포한의원)의 자료임.

4. 기타

인터넷 자료 등